Carl-Auer

Systemische Therapie und Beratung

In den Büchern der Reihe zur systemischen Therapie und Beratung präsentiert der Carl-Auer Verlag grundlegende Texte, die seit seiner Gründung einen zentralen Stellenwert im Verlag einnehmen. Im breiten Spektrum dieser Reihe finden sich Bücher über neuere Entwicklungen der systemischen Arbeit mit Einzelnen, Paaren, Familien und Kindern ebenso wie Klassiker der Familien- und Paartherapie aus dem In- und Ausland, umfassende Lehr- und Handbücher ebenso wie aktuelle Forschungsergebnisse. Mit den roten Bänden steht eine Bibliothek des systemischen Wissens der letzten Jahrzehnte zur Verfügung, die theoretische Reflexion mit praktischer Relevanz verbindet und als Basis für zukünftige nachhaltige Entwicklungen unverzichtbar ist. Nahezu alle bedeutenden Autoren aus dem Feld der systemischen Therapie und Beratung sind hier vertreten, nicht zu vergessen viele Pioniere der familientherapeutischen Bewegung. Neue Akzente werden von jungen und kreativen Autoren gesetzt. Wer systemische Therapie und Beratung in ihrer Vielfalt und ihren transdisziplinären und multiprofessionellen Zusammenhängen verstehen will, kommt um diese Reihe nicht herum.

Tom Levold
Herausgeber der Reihe *Systemische Therapie und Beratung*

Andreas Kollar

Nur die Lumpe sind bescheiden

Eine Autobiografie der Heidelberger systemischen Gruppe

2023

Themenreihe »Systemische Therapie und Beratung«
hrsg. von Tom Levold
Reihengestaltung: Uwe Göbel
Umschlaggestaltung: B. Charlotte Ulrich
Umschlagfoto: cc pixabay
Satz: Drißner-Design u. DTP, Meßstetten
Printed in Germany
Druck und Bindung: CPI books GmbH, Leck

MIX
Papier | Fördert gute Waldnutzung
FSC® C083411
www.fsc.org
CPI klimaneutral
Mehr Bäume.Weniger CO_2

Erste Auflage, 2023
ISBN 978-3-8497-0439-1 (Printausgabe)
ISBN 978-3-8497-8391-4 (ePUB)

Bibliografische Information der Deutschen Nationalbibliothek:
Die Deutsche Nationalbibliothek verzeichnet diese Publikation in der Deutschen Nationalbibliografie; detaillierte bibliografische Daten sind im Internet über http://dnb.d-nb.de abrufbar.

Informationen zu unserem gesamten Programm, unseren Autoren und zum Verlag finden Sie unter: **https://www.carl-auer.de/**
Dort können Sie auch unseren Newsletter abonnieren.

Carl-Auer Verlag GmbH
Vangerowstraße 14 • 69115 Heidelberg
Tel. +49 6221 6438-0 • Fax +49 6221 6438-22
info@carl-auer.de

Inhalt

Vorwort

Wer oder was ist die Heidelberger Gruppe? Wenn Sie dazu Suchmaschinen im Internet befragen, werden Sie unterschiedliche Antworten finden. In diesem Buch möchte ich Ihnen eine Gruppe von Ärzten und Psychotherapeuten näherbringen, die ab den 1980er-Jahren das systemische Feld nachhaltig beeinflusst und geprägt hat. Im Speziellen geht es um den Kern der Heidelberger Gruppe in Person von Helm Stierlin, Gunther Schmidt, Fritz Simon und Gunthard Weber. Sie waren es, die an der Abteilung für psychoanalytische Grundlagenforschung und Familientherapie der Universität Heidelberg maßgeblich an der Verbreitung von systemischen Konzepten und der Gründung zahlreicher systemischer Institute mitgewirkt und damit die Anwendungsfelder Therapie, Beratung und Pädagogik nachhaltig verändert haben. Es war mir beim Verfassen dieses Buches besonders wichtig, das Wirken der Heidelberger Gruppe aus verschiedenen Blickwinkeln zu betrachten. Neben persönlichen, anekdotischen Erzählungen und Fakten geht es auch um Faktoren, die den Erfolg dieser Gruppe begünstigt haben.

Bei der Beschäftigung mit der Heidelberger Gruppe konnte ich mich selbst intensiv mit zweien ihrer Kernthemen auseinandersetzen: Perspektivenwechsel und Kontext. Dabei wurde mir klar, dass dieses Buch unterschiedlichste Reaktionen hervorrufen wird. Für diejenigen, die ihr Wirken in den 1980er-Jahren miterleben konnten, war die Heidelberger Gruppe etwas anderes, als sie für mich heute ist. Es gibt Fans der Heidelberger Gruppe, und es gibt wahrscheinlich auch genügend andere, die mit den Protagonisten Konflikte hatten. Wieder anderen ist die Heidelberger Gruppe vielleicht egal, weil sie die jeweiligen Protagonisten aus anderen Kontexten als Einzelpersonen kennen. Und noch einmal andere – zu denen auch ich zähle – hatten weder zeitgeschichtlich noch im Rahmen ihrer Ausbildung einen direkten Zugang zur Heidelberger Gruppe und ihrem Schaffen, vielleicht nicht einmal zu den Auswirkungen und weiteren Entwicklungen, die durch sie angestoßen wurden. Letztendlich bin ich deshalb den Weg gegangen, die Protagonisten selbst in Form von Interviews in unterschiedlichen Konstellationen ihre Sicht auf die Geschichte erzählen zu lassen.

Lange Zeit war ich auf der Suche nach einem passenden Titel für dieses Buchprojekt. Bei unserem letzten Treffen brachte Fritz Simon dann einen Ausspruch Helm Stierlins ein, den er in seinem Nachruf in der Frankfurter Allgemeinen Zeitung und in seiner Rede bei Stierlins Begräbnis zitierte. Helm Stierlin selbst hatte dabei Goethe zitiert. Der entscheidende Teil des Zitats gehört an dieser Stelle aber nachgeliefert:

Nur die Lumpe sind bescheiden. *Brave freuen sich der Tat.*

Es mag den einen oder die andere geben, denen der Titel nicht gefällt. Das ist gut so und soll die Anwaltschaft für die Seiten der Ambivalenz hochleben lassen. Bescheidenheit ist unbestritten eine Tugend. Aber macht einen das Bewusstsein eigener Kompetenzen und der Stolz darauf automatisch unbescheiden, wenn man öffentlich dazu steht? Die Antwort auf diese Frage mögen Sie sich bitte selbst geben.

Im weiteren Verlauf des Buches finden Sie zunächst einen Prolog zur Auftragsklärung. Er enthält einen Auszug aus unserem einzigen Gespräch zu viert. Wir haben uns dabei auch darüber unterhalten, was Sie, die Leserinnen und Leser, von diesem Buch für einen Nutzen haben könnten.

In Kapitel 1 geht es um den Kontext der Heidelberger Gruppe. Die Protagonisten werden in kurzen Zügen vorgestellt, und es kommen Auszüge aus Einzelinterviews zum Tragen. Gunther Schmidt beschreibt die späten 1980er-Jahre und den Heißhunger nach Bewusstseinserweiterung. Fritz B. Simon führt in die aus seiner Sicht zentralen theoretischen und gesellschaftlichen Rahmenbedingungen ein, innerhalb derer sich die Systemik entwickelte.

Kapitel 2 bildet das Herzstück dieses Buches. Sie erleben hier Fritz Simon und Gunther Schmidt in einem Gespräch, in dem sie zum einen über ihre Beziehung und die Arbeit in der Heidelberger Gruppe reden, aber auch über das »systemische Feld«.

Kapitel 3 gibt einen chronologischen Verlauf aus der Perspektive von Gunthard Weber wieder und ergänzt bereits Erwähntes um einen erweiternden Blickwinkel. Daneben vermittelt Gunthard Weber seine Sicht auf die Aufstellungsarbeit und beschreibt seine Rolle bei der Gründung von Institutionen.

In Kapitel 4 werden kontroverse Themen aus den unterschiedlichen Interviews aufgegriffen und vertieft betrachtet. Es beruht auf Ausschnitten aus Einzelinterviews, die eine gesonderte Aufmerksamkeit verdienen. Angesprochen werden u. a. strategische Interventionen ins psychotherapeutische Feld, Konkurrenz unter Systemikern, Gunthard Webers Beziehung zu Bert Hellinger und Gunther Schmidts Sicht auf die zwiespältige Beziehung von Systemik und Hypnotherapie.

Kapitel 5 bildet den Abschluss der Interview-Reihe. Fritz Simon, Gunther Schmidt und Gunthard Weber blicken gemeinsam zurück und nach vorne, versuchen sich auf Spezifika der gelungenen Teamarbeit in der Zeit der Heidelberger Gruppe zu einigen, blicken auf die Entwicklung der systemischen Gesellschaften und Institutionen und auf die Zukunft der Heidelberger Gruppe auf La Gomera.

Den Abschluss bildet ein kurzer Epilog, der die Frage nach der sinnstiftenden Qualität dieses Buches zu beantwortet versucht.

Andreas Kollar
Wien, im April 2022

Prolog

Auftragsklärung

Das Beste kommt immer am Schluss. Für die Auftragsklärung gilt das eigentlich nicht. Aber im Hinblick auf dieses Buchprojekt bin ich froh, dass es überhaupt dazu gekommen ist. Es folgt ein Auszug aus dem letzten Interview, in dem ich zum ersten Mal Gunther Schmidt, Gunthard Weber und Fritz B. Simon gleichzeitig im Gespräch erleben konnte. Es geht um den Rahmen des Interviews und das, was Sie, liebe Leserinnen und Leser, aus diesem Buch von der Heidelberger Gruppe lernen könnten.

ANDREAS KOLLAR Ich habe schon einiges an Material, das sehr aussagekräftig ist. Heute geht es eher um die Perlen. Und da möchte ich, dass wir uns auch um eine Auftragsklärung kümmern. Ich habe noch nie mit euch dreien über den Auftrag für das Buch reden können ...

FRITZ SIMON Eigentlich müssten *wir* doch eine Auftragsklärung mit *dir* machen. *Du* willst ein Buch machen.

ANDREAS KOLLAR *(lacht)* Ja, ich bin halt nur in der Rolle, dass ich immer wieder die Personen zusammentrommle. Wer dann mit wem den Auftrag klärt, ist mir letzten Endes egal. Hauptsache, er wird noch geklärt, bevor wir fertig sind.

FRITZ SIMON Vielleicht beginnen wir mit den Befürchtungen, was den Auftrag angeht, denn Gunthard Weber hatte ja die Sorge, dass wir hier gemeinsam auf einen Egotrip gehen – was ja eine interessante Paradoxie ist, wenn man zu dritt auf ...

GUNTHER SCHMIDT ... den Egotrip geht. Der »Triple Trip« *(lacht)*.

FRITZ SIMON Ein eingesprungener Rittberger, ein dreifacher. Also, vielleicht sagst du erst mal, was deine Sorge ist, Gunthard, ehe wir anfangen, hier ausschweifend Ziele zu definieren.

GUNTHARD WEBER Na ja, ich frage mich, wie sinnvoll es ist, jetzt – 40 Jahre später – unsere Geschichten über die Gruppe, die natürlich jeder von uns in der Zwischenzeit schon vielfach erzählt und sicherlich auch idealisierend modifiziert hat, wie die vier Musketiere noch einmal zu präsentieren. Für mich war das eine besondere Zeit. Ich könnte es auch dabei belassen. Es war nicht meine Idee, ich wurde dazu genommen, und ich dachte: »Ach, muss ich mich noch an einem weiteren Buch beteiligen?«

GUNTHER SCHMIDT Du Armer! *(Lacht)*

FRITZ SIMON Gib es doch zu: Du hast immer Bedenken und Sorgen, wenn es nicht deine Idee war.

GUNTHARD WEBER So kann man es auch sehen, diese Reaktionen kenne ich von dir, und arm fühle ich mich überhaupt nicht *(lacht)*. Ich habe meine beruflichen Tätigkeiten 2020 abgeschlossen und baue jetzt mit Landfrauen Gemüse in Afrika an.[1] Deshalb dachte ich: »Muss ich mich noch einmal da hineinbegeben? Ihr beide, Gunther und Fritz, seid doch eloquent genug, auch allein die Zeit von 1980 bis 1990 noch einmal lebendig werden zu lassen, und Andreas ist ja auch besonders an euren Konzepten interessiert. Das war, was die Entwicklung der Systemischen Therapie, besonders der Psychosetherapie betrifft, eine sehr spannende Zeit, und ich bin froh, sie miterlebt und mitgestaltet zu haben. Andererseits habe ich mich seit über 30 Jahren besonders der Aufstellungsarbeit verschrieben – die aus verständlichen Gründen nie im Zentrum des Interesses der Heidelberger Gruppe stand. Bevor jetzt wieder einer sagt »Du Armer!«, sage ich: Diese Zeit hat mich enorm bereichert.

FRITZ SIMON Gemüse ist ein gutes Stichwort. Ich finde es gut, dass wir drei noch mal miteinander reden, bevor wir selbst zum *vegetable* werden.

(Alle lachen.)

FRITZ SIMON Gunther, vielleicht sagst du mal, was dein Ziel ist.

GUNTHER SCHMIDT Ein Ziel? Ich hatte ursprünglich keines. Die Idee kam von Andreas. Dann habe ich aber gedacht: »Na ja, gut, es ist ja eigentlich interessant, noch mal zu reflektieren, wie wir zusammengearbeitet haben, was und wodurch das eigentlich so produktiv war, was uns besonders angeregt hat – auch aus organisationsdynamischer Sicht. Ich halte es durchaus für reizvoll, noch einmal miteinander zu

1 Unter folgendem Link finden Sie mehr Infos zu Gunthard Webers Engagement in Mali: https://www.haeuser-der-hoffnung.org/de/wie-alles-begann/

reflektieren, wie das eigentlich war. Bei Helm Stierlins Beerdigung haben wir alle drei gesagt: »In so einem produktiven Team habe ich seitdem nie mehr gearbeitet.« Das war ein unglaublich produktives Treibhaus, fand ich. Das aus heutiger Sicht zu reflektieren, könnte sinnvoll sein. Konkreteres habe ich mir bisher nicht überlegt.

FRITZ SIMON Ich muss ja sagen, es war gar nicht Andreas' Idee, sondern meine. Andreas wollte ein Buch nur mit Gunther und mir verfassen. Weil wir ja schon öfter diese sagenumwobene Veranstaltung »Gunther und Fritz machen was zusammen« angeboten haben.

GUNTHER SCHMIDT Ja, da hast du recht.

FRITZ SIMON Wir haben ja auch tatsächlich viel miteinander gemacht, viele Therapien, jeden Tag, fünf Jahre lang. Dabei haben sich unsere Unterschiede gezeigt – sie sind und waren relativ deutlich und klar. Was das aus meiner Sicht Besondere ist: Wir haben es geschafft, sie in den Therapien zu nutzen. Aber ich finde, unsere Beziehung wird nur im Kontext dieses größeren Teams, dieser Vierergruppe, verständlich.

GUNTHER SCHMIDT Das stimmt. Das war deine Idee.

FRITZ SIMON Daher habe ich zu Andreas gesagt: »Mach doch lieber was über dieses Viererteam.« Wobei es mir wirklich nicht darum ging oder geht, uns oder mich herauszustreichen, um es deutlich zu sagen. Aber ich finde, es wäre schade, wenn diese sehr spezielle Erfahrung in unserer Teamarbeit verloren ginge und die Wirkfaktoren nicht reflektiert würden. Mir ging das bei dem Projekt, durch das die Psychotherapie in China eingeführt wurde, genauso: Da haben zwei Frauen – zwei eigensinnige Frauen – irgendwann beschlossen: »Wir wollen die Psychotherapie nach China bringen.« Und inzwischen ist das gelungen. Wie konnte das geschehen? Das war ja extrem unwahrscheinlich. Deshalb habe ich dann dieses Buch herausgegeben, *»Zhong De Ban« oder: Wie die Psychotherapie nach China kam*[2], in dem die Erfolgsfaktoren reflektiert werden. Diese Dynamik zu analysieren war für mich sehr lehrreich, und das ging auch vielen anderen Leuten so, die in das Projekt involviert waren oder auch nur das Buch gelesen haben. Ich fände es einfach einen Jammer, unsere Erfahrungen, die

2 Simon, F. B., M. Haaß-Wiesegart, X. Zhao (2011): »Zhong De Ban« oder: Wie die Psychotherapie nach China kam. Geschichte und Analyse eines interkulturellen Abenteuers. Heidelberg (Carl-Auer).

wir in unserer Teamarbeit gemacht haben, nicht auszuwerten. Es geht dabei nicht primär um das Institut von Helm Stierlin, denn das hatte vorher auch schon eine hohe Reputation. Da arbeiteten ja schon bekannte und wichtige Kollegen: Michael Wirsching, Norbert Wetzel, Ingeborg Rücker-Embden-Jonasch und und und. Und nachher waren auch noch Leute da ohne unsere Vierergruppe – ob das Arnold Retzer ist oder Hans Rudi Fischer, Jochen Schweitzer oder Andrea Ebbecke-Nohlen. Das sind ja alles keine blöden Leute und alles auch kreative Menschen, aber in meiner Erfahrung als Teilnehmer fand ich den Prozess in diesem Viererteam so außerordentlich, dass ich meine: Das muss man analysieren. Denn das ist ja das, was sich alle Leute von Teamarbeit erhoffen: dass ein Mehrhirndenken stattfindet und eine kollektive Intelligenz erzeugt wird. Unsere Kommunikation hat Ergebnisse hervorgebracht, die keiner allein zustande gebracht hätte.

GUNTHER SCHMIDT Nein, ganz sicher nicht.

FRITZ SIMON Das soziale System ist intelligenter als jeder Einzelne. Das finde ich faszinierend. Und das ist der Hintergrund, warum ich zu Andreas gesagt hab: »Mach das eine Nummer größer. Es sind nicht nur Gunther und ich.«

GUNTHER SCHMIDT Gerade die Art, wie wir unsere bleibenden Unterschiede genutzt haben, in der Art, wie wir an die Themen herangegangen sind, wie wir auf unterschiedliche Aspekte fokussiert haben, Unterschiedliches wichtig fanden und das kommuniziert haben, halte ich für besonders interessant. Für mich ist gerade das ein schönes und wichtiges Beispiel dafür, wie man achtungsvoll und neugierig solche Unterschiede gemeinsam zu einem Lernen und Entwickeln nutzen kann, anstatt z. B. in gegenseitige Abwertung und Kämpfe zu geraten. Damals fand ich das fast selbstverständlich, wir haben es halt einfach gemeinsam so gemacht. Auch viel später noch, als wir zusammen das Buch zu Varianten von Skulptur- und Aufstellungsarbeit[3] gemacht haben. Da hatten wir ja schon mindestens zehn Jahre nicht mehr im Team gearbeitet. Und trotzdem fand ich, dass das wieder eine ähnlich wohltuende Selbstverständlichkeit im Umgang mit unseren Unterschieden war, wie damals.

3 Weber, G., F. B. Simon u. G. Schmidt (2016): Aufstellungsarbeit revisited. ... nach Hellinger? Heidelberg (Carl-Auer).

Was können Leserinnen und Leser für die Zukunft lernen?

Andreas Kollar Was ist für euch das, was ihr Leserinnen und Lesern, die vielleicht etwas lernen wollen von euch, mitgeben wollt? Ihr habt ja damals so etwas wie ein »Sendungsbewusstsein« gehabt. Nicht in dem Sinne von missionarisch, aber ihr habt schon einen ziemlichen Drive gehabt. Ansonsten hättet ihr das ja nicht so gemacht, wie ihr es gemacht habt.

Fritz Simon Ich habe das bei einer Rede auf Helm Stierlins Begräbnis zu formulieren versucht: Der gemeinsame Nenner – der von Helm sehr verstärkt wurde – wird auf den Punkt gebracht durch dieses Goethe-Zitat, das er immer wieder verwendete, wenn uns jemand vorwarf, nicht genügend falsche Bescheidenheit zu demonstrieren: »Nur die Lumpe sind bescheiden.« Wir waren alle unbescheiden. Ja, wir wollten halt irgendwas machen, was andere noch nicht gemacht hatten. Und wir waren alle an psychischen Krankheiten interessiert. Ich bin ja Psychiater geworden, weil ich Verrücktheit verstehen wollte. Und die Familienperspektive war für mich ein Tor zu einer neuen Welt, weil man psychisches Geschehen nunmehr ganz anders erklären konnte. Und ich dachte natürlich, man könnte noch viel, viel mehr erklären. Aber das war, glaube ich, unsere gemeinsame Basis: »Wir sind diejenigen, die hier Neuland betreten«, denn niemand arbeitete, zum Beispiel, sonst mit Patienten mit der Diagnose »manisch-depressiv« oder »schizo-affektiv« psychotherapeutisch. Das war hochspannend. Wir gingen mit Neugier in jede Sitzung. Das war ein Abenteuer, denn es gab ja noch kein Richtig oder Falsch, und es ging nicht um die Aufrechterhaltung einer Orthodoxie oder die Bestätigung etablierter Verfahrensweisen, sondern wir waren diejenigen, die probierten und versuchten und dann ihr Hirnschmalz addierten, um zu verstehen und Hypothesen zu bilden. Jeder hat alles, was ihm einfiel, hineingegeben in die Kommunikation, und jeder hat mehr herausgezogen, als er hineingegeben hat. Das war einfach eine tolle Erfahrung. Und das ist für mich, wenn du nach dem Leser fragst, das, was aus unserer Erfahrung gelernt werden kann: Wenn jemand Kreativität will, dann muss er solche Kommunikationsprozesse ermöglichen und wahrscheinlich machen.

Gunther Schmidt In dieser Hinsicht geht es mir ein bisschen ähnlich wie Fritz. Da war schon Sendungsbewusstsein und – zumindest bei mir – sicher durchaus auch die Tendenz, sich als Einzelperson profilieren zu wollen. Aber ich habe bei keinem von uns erlebt, dass das die vorrangige Motivation war, sondern eher, dass wir gebrannt haben für bestimmte Ideen. Bei mir zum Beispiel war es so, dass ich deswegen überhaupt in die Familientherapieszene gegangen bin. Diese traditionell vorherrschende, den damaligen Mainstream bestimmende Art der Pathologisierung von Menschen, die hat mich persönlich sehr angestachelt, dazu beizutragen, dass das für Betroffene in mehr würdigender Form anders gemacht wird.

Gunthard Weber Das ging mir auch so.

Gunther Schmidt Und das war die Hauptmotivation: dass wir belegen können – auch durch Forschungsprojekte –, dass man da anders mit Menschen umgehen kann, andere Sinnbezüge herstellen kann, und das auch mit mehr Würde für die Menschen und mit mehr gleichrangiger Achtung. Bei mir hat das auch dazu geführt, dass ich überhaupt noch Medizin studiert habe. Ich hatte ja schon als Diplom-Volkswirt gearbeitet und habe mich dann entschlossen, doch lieber Arzt zu werden, um in diesem Bereich für die erwähnten Anliegen wirken zu können. Ich glaube, wir wollten alle unbedingt etwas in die Welt bringen, etwas Neues, was diese alten, überkommenen, defizit- und pathologieorientierten Konzepte transformiert. Es ging in erster Linie darum, dass diese Ideen in die Welt kommen. Und in dieser Hinsicht haben wir, glaub ich, alle ein Sendungsbewusstsein gehabt.

Gunthard Weber Ja, aber es hat mir doch auch Spaß gemacht, wenn wir morgens am Dienstag zusammengesessen haben – da ist manchmal eine Familie nicht gekommen – und haben über eine andere Familie oder über ein Videoband oder sonst was gesprochen, da flossen die Ideen so zusammen: »Ah! Das könnte so und so sein« oder »Das könnte so oder so zusammenhängen. Lass uns das mal weitergucken!« Und keiner von uns hat beansprucht, dass es seine Idee war, die hinterher rausgekommen ist, ...

Gunther Schmidt Ja.

Gunthard Weber ... sondern wir haben dann gemeinsam in Artikeln beschrieben, was dabei herausgekommen ist.

Fritz Simon Es war ja auch nicht mehr feststellbar, wer was beigetragen hatte. Man kann das »Mehrhirndenken« nennen. Eigentlich ist es so ähnlich wie individuelles Denken: Du hast eine Idee, und daran schließt sich irgendeine Assoziation oder Folgerung an. Nur dass das hier eben interpersonell abläuft: Einer äußert eine Idee, und ein anderer schließt an, sodass jeder aus seinen Selbstbestätigungsschleifen herauskommt. Das war und ist das Reizvolle: Du wirfst eine Idee in die Mitte, und der Faden wird in eine andere Richtung weitergesponnen und landet irgendwo ganz anders, als du je gedacht hättest. Und am Schluss kannst du wieder in den Prozess einsteigen, aber auf einem ganz anderen Level als vorher. Insofern konnte man nie sagen, wem eine Idee gehörte oder das Konzept oder was immer dann später in einem Artikel publiziert wurde.

GUNTHARD WEBER Es gab ja auch keinen bevorzugten Ansatz wie zum Beispiel in der Psychosomatik, wo du etwas Psychoanalytisches machen musstest. Wir waren alle auf der Suche und haben gedacht: Familientherapie oder diese Art des systemischen Denkens, das könnte was Neues sein. Aber haben dann gemeinsam gesucht, und keiner von uns hat dominiert mit seinem Ansatz, den er mitgebracht hatte.

1 Die Heidelberger Gruppe im Kontext

Im Prolog haben Sie die Protagonisten dieses Buches kennengelernt und welche Erwartungen hier hoffentlich erfüllt werden können. In den folgenden Kapiteln geht es nun immer wieder um die Gestaltung von Kommunikationsprozessen in sozialen Systemen. Es sollen Sinnbezüge ermöglicht und konstruiert werden, die Menschen Kreativität, Würde und gleichrangige Achtung erlauben.

Teil 1 wird deswegen, neben einer näheren Beschreibung der Protagonisten, einen Einblick in die besondere Atmosphäre Ende der 1970er- und Anfang der 80er-Jahre geben, die der Entwicklung des »Systemischen« im Allgemeinen und der Heidelberger Gruppe im Speziellen den Nährboden gegeben hat. Einer allgemeinen Analyse des gesellschaftlichen Kontexts durch Fritz Simon folgt Gunther Schmidts biografischer Zugang zu einer Zeit, in der viele Fragen der psychischen und sozialen »Befreiung« aufgekommen sind. Abgeschlossen wird dieser Teil mit einem Überblick über die Entwicklung des Feldes der systemischen Ansätze.

Die Protagonisten

Gute Geschichten brauchen spannende Protagonisten mit Kernbotschaften. An dieser Stelle möchte ich die Protagonisten der hier erzählten Geschichten vorstellen. Ich könnte die vielen Errungenschaften aufzählen, deren sie sich verdient gemacht haben. Sie haben Bücher geschrieben, füllen zig audiovisuelle Medien, haben noch mehr Aus-, Fort- und Weiterbildungen gehalten, Institute und Unternehmen – darunter eine Privatklinik und einen Verlag – gegründet und noch vieles mehr. Anbei folgt eine kurze Vorstellung mit Fokus auf den Beginn ihrer Arbeit.

Gunther Schmidt

1974 gründete Helm Stierlin am Universitätsklinikum der Ruprechts-Karls-Universität Heidelberg die Abteilung für psychoanalytische Grundlagenforschung und Familientherapie. Gleich nach Eröffnung bekam Gunther Schmidt, damals noch Student der Medizin, von ihm die Chance, dort mitzuwirken. Vorher hatte Gunther Schmidt ein Studium der Volkswirtschaft abgeschlossen. Sein Interesse für Psychotherapie brachte ihn dann aber zum Medizinstudium. Er ist Facharzt für Psychosomatische Medizin und hat neben Psychodrama und einer familientherapeutischen Ausbildung auch einige weitere psychotherapeutische Ausbildungen absolviert. An der Heidelberger Abteilung regten die Erfahrungen mit der systemischen Therapie sein Interesse an den Konzepten von Milton Erickson so stark an, dass er 1979 zu ihm nach Phoenix (Arizona) reiste. Hier konnte er von Erickson dessen hypnotherapeutische Arbeit lernen. Diese sehr eindrücklichen Erfahrungen bewegten ihn dazu, aus der Integration systemischer Konzepte und den Erickson'schen Modellen das hypnosystemische Konzept zu entwickeln.

Fritz B. Simon

Nach seinen Ausbildungen zum Facharzt für Psychiatrie und Psychoanalytiker kam Fritz Simon 1982 an die Heidelberger Abteilung von Helm Stierlin. Im Zuge seiner Arbeit als Stationsarzt einer psychiatrischen Anstalt war er von den kommunikationstheoretischen Ansätzen Paul Watzlawicks begeistert, weil sie ihm stimmigere Erklärungsansätze für die Arbeit mit seinen Patientinnen und Patienten ermöglichten.

Gunthard Weber

Bevor Gunthard Weber 1976 an die Heidelberger Abteilung kam, war er ein Jahr als Assistenzarzt am Psychiatrischen Landeskrankenaus in Wiesloch und dreieinhalb Jahre an der Klinik für Allgemeine Psychiatrie und der Medizinischen Universitätsklinik Heidelberg tätig.

Er ist Facharzt für Psychiatrie und Psychotherapie. Für seine berufliche Entwicklung war zum einen die Zusammenarbeit mit der Mailänder Gruppe und zum anderen die Auseinandersetzung mit der Aufstellungsarbeit von Bert Hellinger besonders prägend. Seit 2004 engagiert er sich in Mali im Bildungsbereich für Mädchen und junge Frauen. Gunthard Weber hat sich 2020 80-jährig aus allen Tätigkeiten im psychosozialen und beraterischen Bereich sowie auch als Ausbilder für die Aufstellungsarbeit, als Organisationsberater und -entwickler zurückgezogen.

Helm Stierlin

Helm Stierlin war Facharzt für Psychiatrie, Psychoanalytiker und hatte auch in Philosophie promoviert. Er war einer der Wegbereiter der Familientherapie im deutschen Sprachraum. Nach seiner Ausbildung lebte Helm Stierlin mit einer kurzen Unterbrechung von 1957 bis 1973 in den Vereinigten Staaten von Amerika, wo er arbeitete und forschte. Von 1965 bis 1973 leitete er am National Institute of Mental Health in Bethesda, Maryland, die Abteilung für Familientherapie. 1974 wurde er als medizinischer Direktor an die medizinische Fakultät des Universitätsklinikums Heidelberg berufen. Hier gründete und leitete er die Abteilung für psychoanalytische Grundlagenforschung und Familientherapie, die sich dann bis 1991 – bis zu seiner Emeritierung – außerhalb des Universitätsbereichs in einem Zweifamilienhaus in dem Heidelberger Stadtteil Neuenheim befand. Die weiteren Beschreibungen überlasse ich Gunther, Fritz und Gunthard. Leider konnte ich Helm Stierlin nicht mehr kennenlernen. Mir dämmerte bald nach der Erweiterung des ursprünglichen Projekts, dass es auch wichtig sein könnte, Stierlin persönlich zu kontaktieren. Zu diesem Zeitpunkt war sein allgemeiner Zustand nicht mehr gut, sodass das keinen Sinn ergab. Im September 2021, an dem Tag, als ich die Idee mit Fritz Simon in Berlin besprach, starb Helm Stierlin. Ich bedaure sehr, ihm nicht mehr begegnet zu sein.

Der gesellschaftliche Kontext

FRITZ Die allgemeine gesellschaftliche Situation in den Nach-68er-Jahren war eine, in der viele überkommene autoritäre Strukturen infrage gestellt wurden. So kritisierte man damals die »schwarze Pädagogik«, die Studenten demonstrierten gegen den Vietnamkrieg und den »Muff von 1000 Jahren unter den Talaren«, antiautoritäre Pädagogik wurde gepredigt, und es wurden selbstorganisierte Kinderläden eröffnet.

In der Psychiatrie realisierte sich diese gesellschaftliche, antiautoritäre Bewusstseinsveränderung in der Problematisierung der kustodialen Psychiatrie, in der Propagierung sozialpsychiatrischer, gemeindenaher Versorgungskonzepte, in Italien in der sogenannten »demokratischen Psychiatrie«, die zur Schließung der großen Verwahranstalten führte, in Konzepten wie der »therapeutischen Gemeinschaft« und – am radikalsten – in der sogenannten »Antipsychiatrie«.

Aber auch in den Wissenschaften kam es zu einem Paradigmenwechsel: Die Chaos-Theorie und die Komplexitätsforschung stellten klassische, aus der Newton'schen Physik stammende, geradlinige Ursache-Wirkung-Konzepte in Frage, und auch die aristotelische Logik mit ihrem Prinzip der Zweiwertigkeit geriet durch Paradoxietheorie und mehrwertige Logik ins Wackeln.

Für die Praxis der Psychiatrie und Psychotherapie stellte sich die Frage, welche Folgen diese erkenntnistheoretischen Umwälzungen für ihre Methodik haben könnten und müssten. Ganz allgemein verschob sich der Fokus ein wenig (meist nicht sehr radikal) vom Individuum zu sozialen Systemen, und zwar durch Fokussierung auf Kommunikationsstrukturen. Das Problem für alle Theorien und Theoretiker, die einen Zusammenhang zwischen gesellschaftlichen (z. B. kapitalistischen) Strukturen und psychischen Auffälligkeiten postulierten, war, dass sich daraus nicht unmittelbare therapeutische Konsequenzen ableiten ließen. Man konnte ja schlecht warten, bis sich die gesellschaftlichen Verhältnisse ändern, und hoffen, dass dann alles psychische Leid beseitigt wäre.

Es fehlte das Missing Link, vor allem aber eine Methode, die über irgendwelche, vor allem von der Sozialpsychiatrie vertretene, institutionelle Veränderungen hinausging und mehr darstellte als – um es in einer Metapher auszudrücken – abgesenkte Bordsteine und behindertengerechte Fahrstühle. Da als »Agent« der Gesellschaft die Familie in den Fokus der Aufmerksamkeit geriet, war es nur logisch, dass in diesem Kontext als wohl wichtigstes, neues therapeutische Verfahren bzw. Setting die Familientherapie erfunden wurde. Sozialarbeiter hatten der Familie zwar schon zu Beginn des vorigen Jahrhunderts ihre Aufmerksamkeit geschenkt, aber ihr Engagement war von der Ambivalenz zwischen Fürsorge und Kontrolle bestimmt. Jetzt also wurde auf die Familie mit einem therapeutischen Anspruch geblickt.

Der ideelle Kontext

Heidelberg als Hochburg einer psychotherapeutischen Parallelwelt

ANDREAS Deine erste Erfahrung mit Therapie war ja eine psychoanalytische Paartherapie. Welchen Einfluss hatte die Psychoanalyse auf dich und deine Entwicklung?

GUNTHER Heidelberg war eine psychoanalytische Hochburg. Alexander Mitscherlich war da vorher und Viktor von Weizsäcker und viele weitere wichtige Leute in diesem Feld. Die Psychoanalyse war damals sehr einflussreich. Für mich sah es damals so aus, dass ich gar nicht um Psychoanalyse herumkomme, wenn ich im Feld der Psychotherapie und Psychosomatik arbeiten will, was ja klares Ziel für mich war.

Und bei meiner Einzeltherapie würde ich schon sagen, dass sie mir was gebracht hat. Es war natürlich alles problem- und defizitorientiert, wo ich mir gut vorstellen kann, dass jemand auch ordentlich demontiert rausgeht, wenn er gerade nicht so gefestigt ist. Ich konnte diese Erfahrungen aber gut integrieren und habe dabei auch häufig eine ziemlich kritische Position den Beiträgen des Analytikers gegenüber eingenommen.

Auch in den psychoanalytischen Gruppen, z. B. einer Ausbildung in Foulkes'scher Gruppenanalyse, habe ich viel gelernt. Es war alles ganz gut, aber auch da habe ich eher mein eigenes Lernen draus gemacht. Und dann habe ich Familientherapie-Literatur gelesen, und diese Erfahrungen haben mir immer klarer gemacht: »Das ist überhaupt das, was ich machen will!« Da war die Einzeltherapiesache für mich praktisch fast erledigt.

Andreas Was hat dich daran so fasziniert?

Gunther Dieser konsequente Kontextbezug aller Phänomene, der war schon enthalten. Intuitiv hatte ich auch vorher schon immer den Eindruck, dass individuelles Erleben nicht sinnvoll verstehbar ist ohne Kontextbezug, auch bei Leuten in meinem privaten Umfeld. Ich habe das bei meiner damaligen Freundin direkt erleben können, als sie nach einer schwierigen Zeit durch familiäre Belastungen und dann auch Konflikten in der Beziehung immer inaktiver und auf eine Art schwächer wurde. Wir haben die Beziehung beendet, und zuletzt habe ich selbst für sie die Bewerbung für das Medizinstudium ausgefüllt und sie erheblich unter Druck gesetzt in meiner Verzweiflung, dass sie die unterschrieb. Ich habe diese dann eigenhändig zur Post gebracht. Nach der Trennung ging es ihr zunächst auch richtig schlecht, aber dann hat sie, ohne jede Therapie, in eigener Regie, weil sich der Kontext geändert hat, wieder andere Ressourcen aktiviert. Das war eine der ersten Grunderfahrungen, die mir klargemacht hat: Rein individuumzentrierte Konzepte und Erklärungsmodelle – wie z. B. »Der ist gestört« – machen für mich einfach keinen Sinn mehr. Und genau in dieser Zeit stieß ich auf die damals aktuellen Familientherapie-Konzepte. Die waren aus meiner späteren Sicht zwar immer noch defizitorientiert – im Sinn von »In der Familie X gibt es dysfunktionale Kommunikation« –, die üblichen Pathologie-Sichtweisen. Das war schon noch da, aber trotzdem wurde doch deutlich die Wichtigkeit des Kontextbezugs beachtet, und das hat mich ganz zentral angesprochen.

Heißhunger nach Bewusstseinserweiterung

ANDREAS Du hast ja auch in anderen Feldern der Psychotherapie deine Erfahrungen gemacht. Inwiefern waren die wichtig für dich?

GUNTHER Mein Hauptmotiv war ja, Familientherapie zu machen. Aber damit ich das alles hinkriege und das Medizinstudium gut überstehe, das ich zum Teil sehr verschult, linear-kausal aufgebaut und verkürzt fand, habe ich – quasi als Belohnung und Motivationshilfe – dann gleich meine Psychodrama-Ausbildung gemacht und mich auch in anderen Bereichen der humanistischen Psychologie bewegt. In Heidelberg gab es die sogenannte Free-Clinic-Bewegung; die Gestalttherapie, Bioenergetik, später dann Hakomi waren sehr einflussreich und ebenso die Transaktionsanalyse. In all das habe ich mich so richtig reingestürzt. Ich war praktisch jedes Wochenende in einem anderen Seminar, zwei, drei Tage war ich stets irgendwo, zusätzlich auch öfter in Seminaren zum sogenannten »New Identity Process«, der Schreitherapie nach Dan Casriel. Das war schon ziemlich lebendig und farbig damals.

ANDREAS Das klingt spannend, so »neben der Hochburg der Psychoanalyse«.

GUNTHER Das war so, als ob sich ein neuer Kosmos bildet. Da wurde man immer wieder über Mund zu Mund-Propaganda von irgendjemand auf irgendjemanden aufmerksam gemacht, in einer Art Insider-Kommunikation. Zum Beispiel wurde damals bei uns als Geheimtipp ein kanadischer Gestalttherapeut namens Toni Horn gehandelt. Der war überhaupt nur einigen in Insiderkreisen bekannt. »Oh, da kommt einer, der heißt Toni Horn, der scheint ein guter Gestalttyp zu sein.« Dann ist man da halt hingerannt. Und dann hat man fünf, sechs Seminare oder bei Toni Horn gemacht. Oder dann hieß es: »Alter, da gibt es was Neues. Das haben wir so noch nie gehört. Schreitherapie – was ist denn das für ein Scheiß?!« So in der Art. »Nein, das ist eine besondere Art des Schreiens. Da liegen sie aufeinander und brüllen und brüllen und so.« – »Ha, da gehen wir hin!« So war das, nicht so strukturiert wie heute. Es wurde einfach viel experimentiert und ausprobiert, und da war natürlich auch viel Müll dabei. Aber Bioenergetik z. B. wirkte auf uns sehr attraktiv, etwa die Arbeit von Alexander Lowen, aber natürlich auch von Wilhelm Reich. Reich war sehr einflussreich damals. Da gab es sogar Leute, die haben so einen Orgon-Akkumulator aufgebaut. Reich vertrat ja die Orgon-Theorie *(lacht)*. Natürlich wurde auch mit LSD experimentiert und anderen Psychedelika. Wir experimentierten auch z. B. mit den Samadhi-Tanks von John Lilly. Es war ein unglaublich dynamisches Feld von Heißhunger nach bewusstseinserweiternden Zugängen und Bewusstseinserfahrungsmöglichkeiten.

Aber das war wie so eine Parallelwelt. Es gab einerseits eben diese experimentierfreudige Welt, das war keine Therapie im üblichen Sinne, sondern höchstens Selbsterfahrung. Es war eine richtig abenteuerliche, aufregende Aufbruchsszene, und ich war mittendrin. Und gleichzeitig habe ich aber in der psychoanalytischen Klinik als wissenschaftliche Hilfskraft mitgearbeitet und psychoanalytische Fortbildungen gemacht. Ich bin da immer parallel gefahren, auf drei, vier, fünf Ebenen.

Erste Anlagen konstruktivistischer Sichtweisen

ANDREAS Wie war das innerlich für dich? Ich stelle mir das herausfordernd vor, in so vielen teils widersprüchlichen Welten nicht nur zu leben, sondern auch seinen Beruf zu lernen.

GUNTHER In meinen Konzepten spielt ja der Aufbau einer Metaposition eine zentrale Rolle. Ich glaub, die hat sich bei mir in massiver Form schon mit acht oder neun Jahren ausgebildet. Und zwar durch die Erfahrungen, die ich mit meinen Eltern gemacht habe. Meine Eltern waren im antifaschistischen Widerstand. Sie waren nicht formal organisiert, aber sie hatten jüdische Freunde und waren von Anfang an den Nazis gegenüber extrem kritisch und ablehnend. Meine Mutter war sehr stark SPD-orientiert, sie hat sich da engagiert. Mein Großvater war bei der Kommunistischen Partei. Das war der Hintergrund von meiner mütterlichen Seite. Mein Vater war überhaupt nicht politisch engagiert. Er war aber emotional ganz klar gegen die Nazi-Politik. Mein Vater war von seinem Grundberuf ursprünglich Metzger und bei einem jüdischen Großmetzger gearbeitet. Dazu war er gekommen, nachdem er dem Sohn dieses Großmetzgerei-Chefs bei einem Unfall das Leben gerettet hatte. Daraus entwickelte sich eine sehr enge Freundschaft zwischen meinem Vater und diesem Sohn. Diese jüdischen Leute in seinem Umfeld wurden seine engsten Freunde. Er hat dabei auch hautnah miterlebt, dass das sehr gütige, hilfsbereite und faire Menschen waren, die vielen armen Leuten ganz uneigennützig geholfen haben in dem Ort, in dem sie lebten, meinem Heimatort. Und deswegen war er emotional von vorneherein absolut gegen diese diktatorische und antisemitische Politik – bei ihm hat kein Nazi je einen Fuß auf den Boden gekriegt. Meine Eltern haben ihren jüdischen Freunden dann auch mit allen möglichen Tricks geholfen, z. B. mit Schwarzgeld usw., mit dem sie noch in die USA rauskommen konnten. Die sind danach dann auch noch öfter zu Besuch zu uns gekommen, als ich noch ein Kind war. Als ich vielleicht acht oder neun war [1953/1954] … vorher hatte ich eine wirklich schöne Kindheit, finde ich, der Ort, in dem wir lebten, war für mich wirklich ein paradiesischer Ort. Das war so ein Zehntausend-Einwohner-Dorf, und ich bin da quasi wie ein Fisch im Wasser herumgeschwommen. Das war für mich die Welt. Und es war die richtige und gute und schöne Welt. Aber gleichzeitig hat mich schon mit acht oder neun Jahren die Widerstandsbewegung in der Nazi-Zeit sehr beschäftigt. Meine Eltern haben zwar nicht explizit mit uns über diese Zeit gesprochen, aber wenn sie Freunde zu Besuch hatten, habe ich im Hintergrund offenbar immer sehr aufmerksam mitgehört und eifrig gelauscht, was die alles erzählt haben. Ich war so intensiv darauf ausgerichtet, dass ich schon in diesem Alter in der Bibliothek der Schule Bücher über Widerstandskämpfer ausgeliehen habe und immer meinen Vater genervt habe – meine Mutter auch, aber meinen Vater noch mehr – mit Fragen wie z. B.: »Was habt ihr denn in der Zeit gemacht?« Ich wusste es ja nicht. Ich habe zunächst gedacht, sie seien auch Nazis gewesen. Meinem Vater ist es irgendwann zu blöd geworden, und er hat gesagt: »Okay, ich sag dir, was wir gemacht haben.« Und dann sind wir durch den Ort gelaufen, und er hat mir sehr detailliert geschildert, wie das damals für ihn und seinen Freund abgelaufen ist, mit Schilderungen wie: »Da, siehst du, da standen wir, an dieser Stelle. Und dort sind die SA-Leute vorbeimarschiert und haben das Messer gezückt und gesungen: ›Wenn's Judenblut vom Messer spritzt‹, und ›Ihr seid die nächsten‹«, und lauter solche Episoden. Und ich, mit meinen nur acht oder neun Jahren, habe das gar nicht fassen können und reagiert: »Das gibt's doch nicht, das müssen aber ganz böse Menschen gewesen sein!« Dabei war aber meine Idee: »Das kann niemand von uns hier gewesen sein!« Naiv habe ich gesagt: »Das müssen böse Menschen aus der Stadt gewesen sei!« Die Stadt, das war quasi die böse, fremde Welt da draußen, weit weg von unserer heilen Idylle mit lauter guten, aufrichtigen Menschen um uns herum. So war meine Weltsicht bis zu diesem Zeitpunkt. Und so kam es dann zum Zusammenbruch meiner bisherigen Welt. Das kann ich noch sinnlich nachvollziehen bis heute, wie mein Vater sagte: »Nee, nee, Quatsch, nichts von der Stadt! Da, der Bäcker war dabei, bei dem du jeden Morgen Brötchen geholt hast. Und ebenso der Blechner in unserer Nachbarschaft.« Und der und jener. Alles Leute, die ich kannte und mit denen ich nette, herzliche Beziehungen hatte. Wenn ich bei dem Bäcker war, habe ich immer Bonbons von ihm bekommen, und wir haben uns gut verstanden. Ich habe mit ihm Witze gemacht. Er hat mich mal in seine Backstube mitgenommen. Beim Blechner war ich, beim Bauer X war ich. Ich habe die alle gekannt, und es waren alles nette Leute, und es waren genau die gleichen Leute, die achtzigjährige jüdische Menschen auf den Lastwagen hochgetreten haben und dazu beigetragen haben, dass diese unschuldigen Menschen ins KZ und ins Gas kamen – und dann sagten sie später natürlich alle, sie hätten es nicht gewusst. Meine Mutter aber sagte klar: Sie hat es relativ früh gewusst, und jede Person konnte es wissen, wenn sie nur wollte. Sie erzählte mir auch, wie meine Tante – die war Diakonische Schwester –immer ganz entsetzt aus Lazaretten kam, in denen sie gearbeitet hatte, und von verwundeten Soldaten berichtete, die ihr Fürchterliches geschildert hatten, weil sie es nicht mehr ausgehalten haben, was sie erlebt und oft auch getan hatten. Zum Beispiel, dass sie abkommandiert worden waren, um Zivilisten zu erschießen usw. Für mich war sehr schnell klar: Wenn man es wissen wollte, dann hätte man es wissen können. Das alles zusammen hat bei mir ein Erleben bewirkt, als wenn sinnlich meine Welt zerbröselte. Und in dem Moment begann so etwas wie: Ich bin hier in diesem Land und ich bin gleichzeitig nicht hier. Also, ich bin schon hier, aber es hat sich diese Metaposition ausgebildet. Ich konnte mich nicht mehr so identifizieren im Sinne von: So ist es.

Und das wiederum hat sich durch alles durchgezogen. Es hat sich durchgezogen durch meine ganze Schulzeit. Das war damals nicht so bewusst, aber es war irgendwie klar. Und es hat sich letztlich auch durch mein ganzes Leben durchgezogen, in meinem Studium und auch danach, z. B. in der Zeit der Studentenbewegung. Da gab es auch wieder verschiedene Strömungen, und die meisten haben sich dogmatisch identifiziert mit irgendwelchen linksmaoistischen oder sonstigen Ideologien. Das war für mich absolut lächerlich, das war nicht akzeptabel. Die Ideen von sozialer Gerechtigkeit usw. waren für mich klar stimmig, aber mich so zu identifizieren, in dem Sinne, dass ich nicht mehr kritisch prüfe, welche Weltsicht angeboten wird ... Kritisch meine jeweils eigenen Anschauungen immer wieder zu prüfen und infrage zu stellen, das war und ist bis heute für mich selbstverständliches Bedürfnis. Es hat in mir zu der Grundeinstellung geführt, dass es jederzeit wieder ganz anders werden kann, als es der vielleicht wunderbare Schein einem gerade suggeriert. Und so hat sich das durchgezogen. Und deswegen war das für mich auch gar kein Problem mit der Psychoanalyse – jetzt kommen wir wieder auf deine Frage zurück. Ich habe mir das immer angeguckt nach dem Motto: »Aha, was könnte daran interessant und wertvoll sein? Also, blöd können die ja nicht alle sein.« Das war mir klar. Aber gleichzeitig: »Ich werde mich niemals einer solchen Sache einseitig unterwerfen oder mich so identifizieren, dass ich nicht mehr über den Zaun schaue.« Und das hat mir, glaube ich, auch sehr geholfen, diese ganzen verschiedenen Sachen zu integrieren. Auch bei meinen eigenen Sachen, da bin ich bis heute ständig hinterher. Und wenn ich nur den geringsten Widerspruch empfinde, dann wird weitergesucht und weitergesucht. Es muss ständig kritisch hinterfragt werden. Das ist die Haltung, die sich daraus entwickelt hat. Und die genieße ich, das will ich so haben, das gibt mir Erfüllung, ist also alles andere als ein Problem, sondern die Lösung für mich.

Der theoretische Kontext

Vom Objekt zum System

Andreas Was meinst du, Fritz, brauche ich zum Verständnis eurer Zusammenarbeit als Heidelberger Gruppe?

Fritz Mir scheint, die Entwicklung im systemischen Feld im deutschsprachigen Raum unterscheidet sich sehr von der in anderen Ländern, vor allem in den USA. Systemisches Denken ist im deutschsprachigen Raum sehr viel wichtiger und bedeutender geworden als in den angelsächsischen Ländern. Allerdings: Frankreich ist noch ganz interessant. Obwohl dort auch eine eigene Form der Systemtheorie entwickelt wurde. Sie passt aber relativ gut zu der im deutschsprachigen Raum. Insofern muss man wahrscheinlich Kontinentaleuropa (Italien ist da nicht zu vergessen) auf der einen Seite nehmen und Amerika auf der anderen Seite. Und in Kontinentaleuropa, glaube ich, ist der deutschsprachige Raum noch einmal besonders interessant, weil hier systemische Ansätze nicht nur im psychosozialen Bereich, sondern auch im Managementbereich eine besondere Bedeutung gewonnen haben. Sie sind nicht so ohne Weiteres aus der kulturellen Entwicklung insgesamt wegzudenken. Und unsere Heidelberger Gruppe war nur einer der Player bzw. ein Akteur – nicht der einzige, aber sicher ein ganz wichtiger – bei der Entwicklung im deutschsprachigen Raum; und vor allem deswegen macht es Sinn auf ihre Wirkungen zu schauen.

Wenn man sich die Kontroversen im systemtheoretischen Feld anschaut, so gibt es ja zwei grundlegende Linien: Die einen sehen das Individuum als Treiber von Systemen, nach dem Motto: »Systeme sind zusammengesetzt aus Individuen, die dann miteinander kommunizieren.« In dem Modell steht die Bedeutung des Subjekts im Vordergrund. Das ist ein klassischer systemtheoretischer Ansatz, der sich aus der Logik der Humanwissenschaften entwickelt hat – zumindest aus der Logik der Psychologie bzw. der Psychologie des Einzelnen. Auf diese Weise gelangt man dann zur Sozialpsychologie und der Frage: Wie beeinflussen soziale Prozesse die Einzelnen und die Einzelnen die sozialen Prozesse?

Und die zweite Linie beruht darauf, sich die Logik sozialer Systeme anzuschauen, d. h. die Spielregeln sozialer Systeme. Am radikalsten ist dies in der Luhmann'schen Systemtheorie ausformuliert.

Die Heidelberger Gruppe ist deswegen wahrscheinlich ein ganz gutes Studienobjekt, weil sie als Gruppe in einem größeren Feld wirksam wurde, d. h. in einem größeren sozialen System – dem psychotherapeutischen Feld –, aber gleichzeitig die Bedeutung der Individuen, die diese Gruppe bildeten, auch nicht ganz unwichtig ist. Daher ist diese Entweder-oder-Unterscheidung – entweder stehen die Individuen oder die Spielregeln des sozialen Systems im Fokus der Aufmerksamkeit – in dem, was die Heidelberger Gruppe ab den 80er-Jahren getan hat, ganz lehrreich und signifikant. Es können die Wechselbeziehung zwischen diesen beiden Ansätzen analysiert werden: zwischen den Spielregeln sozialer Systeme, die zum Teil schon vorgegeben und kulturell bzw. institutionell vorgeformt waren, auf der einen Seite, und den Individuen, die dann gemeinsam eine Wirkung im Feld erzielten, die einer allein niemals hätte haben können, auf der anderen Seite.

Und diese beiden Perspektiven – Individuen vs. soziale Spielregeln, deren Organisation und Selbstorganisation – sind aus meiner Sicht das Spannende, warum ich selbst an solch einer Analyse interessiert bin.

Wir haben ja diese Wechselbeziehung zwischen Individuen und sozialen Systemen auf beiden Ebenen: der Selbstorganisation von Teamstrukturen und der Selbstorganisation der Psycho-Szene. In beiden Bereichen hat niemand einseitig die Kontrolle über die Entwicklung, aber man kann trotzdem strategisch und zielgerichtet in beiden Bereichen agieren. Wir haben als Gruppe versucht, unser systemisches Wissen nicht nur auf irgendwelche Kundensysteme anzuwenden, sondern auch auf uns als Gruppe wie auch auf den sozialen Kontext, in dem wir agiert haben.

Das ist das, was diese Gruppe interessant machen und warum es sich lohnen könnte, sich mit ihr näher zu beschäftigen.

Von der Einzeltherapie zur Systemtherapie

Andreas Man könnte sagen, dass das bisher so etwas wie die wissenschaftliche Einordnung und Kontextualisierung systemischen Denkens ist. Wie sieht das beim Feld der Familientherapie aus?

Fritz Ja, es wäre auch sinnvoll, auf die Entwicklung der Familientherapie zu schauen. Dazu haben ja schon etliche Autoren viel geschrieben. Fangen wir trotzdem damit an, denn ich glaube, es ist besser mit der Beschreibung des fachlichen Feldes anzufangen. Die familienbezogenen Ansätze stammen ja ursprünglich nicht aus dem psychiatrischen oder psychotherapeutischen Bereich, sondern aus dem der Sozialarbeit.

Andreas Das wusste ich nicht.

Fritz Es gab in den USA schon in den 20er-Jahren des letzten Jahrhunderts Ansätze, mit ganzen Familien zu arbeiten. Aber im engeren psychotherapeutischen Bereich, der für uns relevant war, hat die Arbeit mit Familien in der Schizophrenie-Forschung begonnen: Individuumbezogene Psychotherapeuten scheiterten allesamt, so war die Erfahrung, wenn sie mit Phänomenen konfrontiert sind, die als Symptome von Schizophrenie diagnostiziert wurden.

Meine systemtheoretische Erklärung für dieses Scheitern ist, dass – wie Karl Jaspers bereits 1913 in seiner *Allgemeinen Psychopathologie*[4] geschrieben hat – das Verhalten von Schizophrenen für ihre Mitmenschen »nicht verstehbar« ist. Das heißt, Schizophrene fallen

4 Jaspers, K. (1913): Allgemeine Psychopathologie. Ein Leitfaden für Studierende, Ärzte und Psychologen. Berlin (Springer), 9. Aufl. 1973, S. 298.

aus der Kommunikation und sind damit *exkommuniziert* (wie wir das später genannt haben).

Ob sie exkommuniziert werden oder sie sich exkommunizieren, ist nicht zu entscheiden. Sie fallen jedenfalls aus der Kommunikation heraus und damit aus dem sozialen System. Deswegen scheitern Psychotherapeuten in der Regel bei der Arbeit mit ihnen, denn Psychotherapie beruht darauf, dass man versteht und nachfühlen kann, was beim Patienten passiert, oder dass man es zumindest in einer verstehensnahen Weise erklären kann, wie die Verhaltenstherapeuten das machen.

In den 40er-Jahren des vorigen Jahrhunderts gab es erste Psychotherapeuten, die dann die Familien in den Blick nahmen. Theodore Lidz, zum Beispiel, war einer der Vorreiter und sehr wichtig für die Entwicklung. Ted Lidz[5] kam gerne nach Heidelberg, weil seine Frau gebürtige Heidelbergerin war; das ist jetzt natürlich Klatsch, aber ich denke, die persönlichen, informellen Beziehungen spielen generell eine wichtige Rolle, und das taten die vielen persönlichen, weltweiten Beziehungen von Helm in unserem Fall eben auch.

Man könnte die Entwicklung ja auch mithilfe organisationstheoretischer Konzepte analysieren und die Entscheidungsprämisse anschauen, die wir genutzt haben – bewusst oder unbewusst. So betrachtet sind kulturelle Muster wichtig, aber wir haben eben auch informelle Strukturen nutzen können wie das internationale Beziehungsnetz von Helm Stierlin.

Aber zurück zu den Anfängen. Ted Lidz hat als einer der Ersten angefangen, mit den Familien zu arbeiten und darüber auch zu publizieren. Er war, soweit ich weiß, der Erste. Für die theoretische und praktische Entwicklung der systemischen Ansätze war wahrscheinlich aber Gregory Bateson weit wichtiger. Genauer gesagt: die Bateson-Gruppe in Mountain View und in ihrer Nachfolge das Mental Research Institute (MRI) in Palo Alto. Wenn man jetzt über die reinen Psycho-Bereiche hinausblickt, dann waren es zeitlich vorher natürlich die *Macy-Konferenzen*.

Die Macy-Konferenzen und ihre Auswirkungen

ANDREAS Ja, da habe ich einiges drüber gelesen. Kannst du zu den Konferenzen was sagen?

5 FRITZ Um einen persönlichen Schlenker zu machen: Lidz wurde zu einem wichtigen Freund von Helm Stierlin und war später oft in Heidelberg.

FRITZ Die Macy-Konferenzen zur Kybernetik, gleich nach dem Krieg bis 1953, glaube ich,[6] wurden von der Macy-Foundation organisiert. Macy's ist ein Kaufhauskonzern in den USA. Diese Stiftung hat nach dem Krieg angefangen, interdisziplinäre Konferenzen zum Thema »Steuerung« zu organisieren. Wie funktioniert Steuerung? Ob nun in Maschinen oder auch in menschlichen Systemen. An diesen Treffen haben Leute wie Norbert Wiener teilgenommen, der den Begriff Kybernetik kreiert hat, aber auch Margaret Mead, die in Samoa das Sexualverhalten von samoanischen Jugendlichen studiert hat. Und auch Gregory Bateson, ebenfalls Ethnologe. Aber studiert hatte er eigentlich Biologie. Das mag zeigen, dass das interdisziplinäre Interesse der Beteiligten groß war. Und teilgenommen haben auch McCulloch und Pitts, zwei Hirnforscher. Dabei waren ebenfalls Leute, die später in der Wirtschaftstheorie wichtig wurden: Oskar Morgenstern und John von Neumann, die Erfinder der Spieltheorie.

Ein buntes Gemisch, ein interdisziplinärer Haufen. Sie trafen sich zu mehreren Konferenzen. Kurt Levin, als Sozialpsychologe aus Europa immigriert, hat bis zu seinem Tod an den Treffen teilgenommen. Irgendwann kam auch Heinz von Foerster dazu, der viele Geschichten darüber erzählen konnte. Es war eine Gruppe extrem unorthodoxer Leute, die sich nicht um disziplinäre Grenzen scherten, sondern ein gemeinsames Interesse verfolgten, eine gemeinsame Frage zu beantworten suchten: Wie wird Verhalten gesteuert? Mehr oder weniger alle Begründer dessen, was heute unser Leben bestimmt, waren dabei.

Gregory Bateson, der auch teilgenommen hatte, leitete im Anschluss ein für die weitere Entwicklung entscheidendes Forschungsprojekt. In Mountain View, Kalifornien, hat er mit ein paar Leuten, die auch nicht sonderlich orthodox dachten, z. B. John Weakland, einem Chemiker, und Jay Haley, einem Kommunikationswissenschaftler, angefangen, Kommunikationsprozesse zu untersuchen. Später kam noch Don Jackson, ein Psychiater, dazu – aber ursprünglich haben sie ohne ihn begonnen.

Sie studierten das Verhalten der Marder im Zoo von San Francisco. Wie unterscheiden die Tiere zwischen Spiel und Ernst, wenn sie miteinander kämpfen? Oder sie haben Polizisten untersucht, die zu Hausbesuchen bei familiären Streitigkeiten gerufen wurden. Die Forschungsgruppe hatte einen Arbeitsraum im Veterans Administration Hospital in Mountain View. Das ist ein Hospital für amerikanische

6 1946–1953.

Soldaten. Dieses Krankenhaus hatte auch eine psychiatrische Abteilung. Bateson und seinen Kollegen sind daher auch immer wieder psychiatrische Patienten begegnet. Das führte dazu, dass sie deren Verhalten aus einer kommunikationstheoretischen Perspektive zu beobachten begannen.

Resultat war ein Artikel mit dem Titel »Auf dem Weg zu einer Theorie der Schizophrenie«.[7] Er ist 1956, im ersten Heft eines neuen Journals erschienen, das nach einem Jahr schon wieder eingestellt wurde. In diesem Artikel erläuterten sie die Doppelbindungshypothese. Es war quasi der Start aller systemischen Ansätze: dass sich das Verhalten von Individuen durch die Kommunikation, an der sie beteiligt sind, bzw. deren Muster erklären lässt.

Bateson war an Therapie nicht interessiert – er hat davon auch nichts gehalten. Aber Weakland, Jackson und Haley haben dann das Mental Research Institute in Palo Alto gegründet. Paul Watzlawick stieß dann noch dazu. In den frühen Jahren arbeitete auch Virginia Satir dort. Sie kam aus der Sozialarbeit und dürfte die Familienperspektive in die Arbeit eingebracht haben. Jackson war ursprünglich Psychoanalytiker. Haley und Weakland haben dann später die Kommunikationsstrategien von Milton Erickson studiert. Das ist der Bezug zu den ganzen hypnotherapeutischen Ansätzen. Schon damals hat es die Connection gegeben.

Im deutschsprachigen Raum wurde die Familienperspektive zunächst von Horst-Eberhard Richter eingeführt. Er hatte ein Buch mit dem Titel *Eltern, Kind und Neurose* publiziert.[8] Dann später ein weiteres Buch: *Patient Familie.*[9]

Familiäre Kommunikation

FRITZ Wer noch sehr wichtig, aber in Deutschland wenig bekannt war für die Entwicklung vor allem der Familienforschung, sind Lyman Wynne und Margaret Singer. Die beiden haben 1956 die Kommunikation von Familien mit einem als schizophren diagnostizierten Mitglied untersucht.

---

7 G. Bateson, D. D. Jackson, J. Haley a. J. H. Weakland (1956): Towards a Theory of Schizophrenia. *Behavioral Science* 1 (4): 251–264.

8 Richter, H.-E. (1963): Eltern, Kind und Neurose. Psychoanalyse der kindlichen Rolle. Stuttgart (Klett).

9 Richter, H.-E. (1970): Patient Familie. Entstehung, Struktur und Therapie von Konflikten in Ehe und Familie. Reinbek bei Hamburg (Rowohlt).

ANDREAS Ja, das kenne ich aus deinem Psychose-Buch.[10]

FRITZ Sie haben dafür ein fantastisches experimentelles Setting entwickelt. Sie haben mit Familien Rohrschach-Tests gemacht und deren Kommunikation bei der Diskussion dieser Tintenklekse beobachtet und dokumentiert.

Rohrschach-Tests bestehen aus Tintenkleksen, in die man alles Mögliche hineindeuten oder herauslesen kann. Ein projektives Testverfahren. Ihre Leitfrage war: Wie werden diese projektiven Tests von den Familien und Familienmitgliedern beantwortet bzw. wie einigen sich die Mitglieder über die Bedeutung der Tintenkleckse und wie läuft dabei ihre Kommunikation ab. Diese Sitzungen fanden an der Ostküste der USA bei Lyman Wynne statt.

In einem zweiten Schritt wurden die Protokolle dieser Sitzungen dann zu Margaret Singer an der Westküste geschickt. Sie konnte aufgrund der familiären Kommunikation zuordnen, welcher Patient mit seiner jeweiligen Symptomatik zu welcher Familie gehörte (wobei nicht die geografische Lage von Bedeutung ist, sondern die »blinde« Auswertung und Zuordnung von Kommunikationsmuster und Symptomatik).

ANDREAS Was war da für dich besonders wichtig?

FRITZ Dabei war – aus meiner heutigen Sicht – der wichtigste Faktor die Fokusverschiebung innerhalb der Familienkommunikation. Was autonome Akteure in die Lage versetzt miteinander zu kommunizieren, ist die geteilte Fokussierung der Aufmerksamkeit. Dies ist die soziale Grundlage einer konsistenten Wirklichkeitskonstruktion. Dem steht in diesen Familien die Defokussierung der Aufmerksamkeit entgegen, die zu Unsicherheit oder zum Konflikt über die Wirklichkeit führt. Sie wirkt als Konfusionsstrategie innerhalb der Familie.

Lyman Wynne war dann einer der wichtigsten Forscher, und seine Arbeit ist über die Familienforschung hinaus höchst relevant, etwa für Fragen des Managements und der Führung in Organisationen. Er blieb aber als Forscher und Praktiker – im Unterschied zu uns in Heidelberg – immer der Schizophrenieforschung treu. Er wurde später ein enger Mentor und Freund von Helm Stierlin und auch für uns in Heidelberg sehr wichtig.

---

10 Simon, F. (1990): Meine Psychose, mein Fahrrad und ich. Heidelberg (Carl-Auer), 14. Aufl. 2017.

Von der Kommunikationstheorie zur Systemik

ANDREAS Du hast vorhin die Entwicklung der Familientherapie im deutschsprachigen Raum angesprochen. Wie hast du die erlebt?

FRITZ Die Familientherapie im deutschsprachigen Bereich hat sich zunächst aus der psychoanalytischen Familientherapie entwickelt, vor allem in Gießen um Horst-Eberhard Richter und in Göttingen um Eckhard Sperling, aber auch das Heidelberger Institut von Helm Stierlin startete mit dem Namen »Abteilung für psychoanalytische Grundlagenforschung«; das »und Familientherapie« hat Helm erst später angehängt.

Die heute »systemisch« genannten Ansätze gab es noch nicht. Helm Stierlin kam 1974 aus den USA nach Heidelberg, um Direktor der genannten Abteilung der Psychosomatischen Klinik der Universität zu werden. Und er sammelte um sich zunächst eine Gruppe von eher psychoanalytisch orientierten Kollegen: Ingeborg Rücker-Embden-Jonasch zum Beispiel, die vorher bei Horst-Eberhard Richter in Gießen gearbeitet hatte, oder Michael Wirsching, sein Oberarzt; der war auch psychoanalytisch orientiert. Ja, und dann gab es da noch ein paar andere, die aber eigentlich allesamt psychoanalytisch orientiert waren. Und irgendwann stieß auch Gunthard Weber zu dieser Gruppe. Auch er, wenn auch kein zertifizierter Psychoanalytiker, hatte lange genug auf der Couch gelegen. Er war zunächst – obgleich dauernd auf der Suche nach alternativen Therapiemodellen – eher psychoanalytisch orientiert, aber nicht identifiziert, nicht Mitglied eines der Institute vor Ort. Helm hat mit seinen Mitarbeitern ebenfalls Bücher publiziert, sodass dann eine gewisse Rivalität zwischen Gießen und Heidelberg entstand. Aber man blieb letztlich demselben Paradigma verbunden: psychoanalytisch orientierte Familienforschung.

Helm Stierlin war sehr angesehen in der analytischen Community. Man muss wissen, wenn man seine Vorgeschichte anschaut, dass er lange in den USA, in Chestnut Lodge und im National Institute of Mental Health, psychoanalytische Psychosentherapie betrieben hat.[11] Das waren damals die Zentren, weltweit. Und auch Gunthard Weber war als Psychiater – er hatte in der Anstaltspsychiatrie gearbeitet – an der Psychosentherapie interessiert. Das ist für die meisten Psychiater das wissenschaftlich und praktisch interessanteste Thema, und jeder schaut, was es denn für Erfolg versprechende neue Ansätze gibt.

11 Reitz, M. (2014): Helm Stierlin – Zeitzeuge und Pionier der systemischen Therapie. Heidelberg (Carl-Auer).

Das galt dann auch für das von Mara Selvini Palazzoli und Kollegen Mitte der 70er-Jahre publizierte Buch *Paradoxon und Gegenparadoxon.*[12] Dort wurden zuallererst therapeutische Ansätze dargestellt, die wir heute als »systemisch« bezeichnen. Anfang der 80er-Jahre – vor meiner Zeit – holten die damaligen Mitarbeiter des Instituts zwei der Mailänder Kollegen und Co-Autoren von Mara, Gianfranco Cecchin und Luigi Boscolo zu Workshops nach Heidelberg. Dadurch wurde der Fokus von im weitesten Sinne psychoanalytischen Modellen zu kommunikationstheoretischen verschoben.

Das Institut insgesamt war zu der Zeit noch nicht so ausgerichtet, weil Michael Wirsching als Oberarzt ein großes Forschungsprojekt zur psychosozialen Verarbeitung von Krebs initiiert hatte und er, der damals mit Gunthard Weber und Helm Stierlin das Team bildete, nicht primär an der Psychoseforschung interessiert war, sondern eher an psychosomatischen Fragestellungen. Gunthard Weber war von dem, was die Mailänder machten, fasziniert, er hatte da sichtlich Blut geleckt. Ungefähr 1977 fing man dann auch an, das Ganze »systemisch« zu nennen.

Zum ersten Mal »systemisch«

ANDREAS Oh, das ist interessant! Wie ist der Begriff in die Welt gekommen?

FRITZ Paul Watzlawick und die Italiener nannten das systemisch – das ist ja kein Wort, das zuvor im Bereich der Psychotherapie verwendet wurde. Bis dahin stand mehr – z. B. in Bezug auf die Ansätze von Paul Watzlawick und der Palo-Alto-Gruppe – die Kommunikationstheorie im Fokus. Aber daraus lässt sich schlecht ein Adjektiv ableiten, um eine Therapiemethode zu benennten. Und dann kamen eben die Italiener mit ihrem Italianglisch und nannten ihre Arbeit »systemic«; und wir und andere, bei denen sie im deutschsprachigen Raum Workshops gaben, nannten uns ab da »systemische Therapeuten«.

Es wurde dann auch eine erste Fachgesellschaft in Deutschland gegründet, die DAF, Deutsche Arbeitsgemeinschaft für Familientherapie. Die Gründung war von den Gießenern initiiert worden, und die Gründungsidee war irgendwie eine basisdemokratische Form für

12 Selvini Palazzoli, M., L. Boscolo, G. Cecchin, G. Prata (1977): Paradoxon und Gegenparadoxon. Ein neues Therapiemodell für die Familie mit schizophrener Störung. Stuttgart (Klett).

die AG zu finden. Solch eine Idee wäre heute wahrscheinlich wieder sehr populär: Den Experten wurde offiziell kein Sonderstatus gegeben, alle Aktionen waren auf Selbsthilfegruppen ausgerichtet, was Horst-Eberhard Richter damals sehr promotet hatte. Er hatte ein Buch geschrieben, *Die Gruppe*, in dem er nachzeichnete, wie er mit Obdachlosen gearbeitet hatte usw.[13] In der DAF trafen sich verschiedene, sehr engagierte Leute, unter anderem fanden sich da Gunthard Weber und Klaus Deissler aus Marburg. Auch er verstand sich als systemischer Therapeut und orientierte sich an den Mailändern.

Da das Heidelberger Institut von Helm Stierlin immer noch überwiegend psychodynamisch orientiert war, beschloss Gunthard Weber dort auszusteigen (sein Vertrag war ausgelaufen) und sein eigenes Institut zu gründen, um dort konsequent systemisch zu arbeiten. An der Uni sah er diese Möglichkeit nicht.

Sein Nachfolger in dem Institut wurde dann Gunther Schmidt. Michael Wirsching wurde etwa zur selben Zeit auf eine Professur nach Freiburg berufen. Sein Nachfolger bin ich geworden. So konnten die Karten neu gemischt werden.

Wir beide, Gunther und ich, waren uns schnell einig, dass wir systemisch arbeiten würden bzw. kommunikationstheoretische und hypnotherapeutische Konzepte zur Grundlage unserer Arbeit machen und nicht psychoanalytische. Da hatte Helm Stierlin keine Chance, einen anderen Ansatz durchzusetzen. Er hat es auch nie versucht, da er all dies viel spannender fand.

Psychose-Therapie als Neuland der Psychotherapie

Andreas Und dann habt ihr das »Manisch-Depressive-Projekt« gestartet?

Fritz Ja, wir waren uns einig, dass wir einen kommunikationstheoretischen Ansatz verfolgen, und uns interessierten in erster Linie Psychosen. Helm Stierlin fand dies als Thema offenbar auch spannender als Michael Wirschings Krebsforschungsprojekt, das ich relativ schnell begrub, indem ich keinen Folgeantrag mehr für Drittmittel verfasste. Systemische Psychosetherapie war auf jeden Fall Neuland, was für uns alle reizvoll war.

13 Richter, H.-E. (1972): Die Gruppe. Hoffnung auf einen neuen Weg, sich selbst und andere zu befreien. Psychoanalyse in Kooperation mit Gruppeninitiativen. Reinbek (Rowohlt).

Dies war eine Neuorientierung der Abteilung, und als Gunthard Weber das sah, kam er zurück. Also nicht ganz, sondern als Teilnehmer an unserem Manisch-Depressive-Projekt. Da wir keine Drittmittel dafür benötigten, konnten wir einfach starten. Die Drittmittel haben wir dann aber doch noch beantragt und erhalten, um davon einen Tag in der Woche Gunthard Weber zu bezahlen, der ja in freier Praxis arbeitete und durch unseren Projekttag einen Verdienstausfall hatte. So entstand diese Vierergruppe, die sich mit Familien beschäftigte, in denen ein Mitglied als manisch-depressiv diagnostiziert worden war.

Andreas Das war wohl nicht so wie heute.

Fritz Die Lehrmeinung war damals: Psychotherapie mit Manisch-Depressiven funktioniert nicht. Das war die Herausforderung. Hätten wir diese Lehrmeinung akzeptiert, hätten wir gar nicht erst beginnen können. Aber wissenschaftlicher Fortschritt resultiert ja oft aus der Nicht-Akzeptanz oder Unkenntnis vermeintlicher Wahrheiten.

Um sicherzustellen, dass wir nur mit staatlich als manisch-depressiv zertifizierten Patienten arbeiten, haben wir die Nervenärzte im Großraum Rhein-Neckar angeschrieben, unser Projekt dargestellt und gebeten, uns Patienten zu überweisen bzw. sie und ihre Familien zur Teilnahme einzuladen. Teilnehmen konnten Patienten (bzw. ihre Familien), die mindestens mehrmals längerfristig hospitalisiert waren. Wir wollten uns die Diagnosestreitigkeiten ersparen, ob es auch wirklich »schwere Fälle« wären, mit denen wir arbeiten. Diesen Streit hatten wir so vermeiden können.

Aus strategischer Sicht war es gut, dass wir innerhalb der Kategorisierungen der Psychiatrie blieben, weil wir dadurch anschlussfähig blieben an die Scientific Community. Alle Leute, die sagen: »Diagnosen sind ja schrecklich, die darf man nicht geben«, was auch damals schon im systemischen Feld üblich war, laufen nämlich Gefahr, dass selbst dann, wenn sie *schwerstdiagnostizierte* – so nenne ich das jetzt mal – schwerstdiagnostizierte Menschen familientherapeutisch erfolgreich behandeln, gesagt wird: »Ja, die waren ja gar nicht krank. Die hatten halt Eheprobleme oder so was.«

Für mich war es wichtig; ich finde es auch jetzt noch strategisch wichtig, dass man die Fachterminologie und die diagnostischen Bezeichnungen übernimmt. Was man nicht übernehmen sollte, sind die damit verbundenen Kausalkonstruktionen. Kurz gesagt: Mit Diagnosen beschreibt man Verhalten, nicht mehr und nicht weniger. Aber mit

Diagnosen erklärt man nicht, wie die beobachtbaren und als Symptomatiken bewerteten Phänomene – z. B. ein unverständliches Verhalten oder eine absurd erscheinende Wirklichkeitskonstruktion – zustande kommen, also z. B. durch eine biochemische Störung im Organismus oder durch ein Muster der familiären Interaktion.

ANDREAS Und wie habt ihr das konkret umgesetzt?

FRITZ Was wir gemacht haben, ist, unsere Aufmerksamkeit immer auf die Beschreibung von Verhaltensmustern zu richten und dann alternative Erklärungen dafür anzubieten. Das eigentliche Problem von Diagnosen besteht ja darin, dass in ihrem Gebrauch üblicherweise Beschreibungen, Erklärungen und Bewertungen vermischt werden. Wir haben uns bemüht sie zu entmischen. Unsere Verwendung der Diagnosen hat geholfen, im psychiatrischen Feld wirksam zu werden. Wir waren deren Teil und haben deren Kommunikationsregeln akzeptiert und praktiziert. Daher konnten wir alternative Ideen in die Kommunikation einführen. Das wäre für Außenseiter bzw. nicht zur Community gehörende Personen, die obendrein auch noch die Tatsache leugnen, dass Menschen sich »manisch« oder »depressiv« zeigen können, nicht möglich gewesen.

Ein zweiter wichtiger Faktor, warum wir Einfluss gewinnen konnten, war unser Status als Beschäftigte einer Universitätsabteilung. Aber nicht nur die Abteilung, sondern auch Helm Stierlin als deren Direktor hatte eine große Reputation. Er gehörte zum Establishment in der Psycho-Szene. Er gehörte zum Herausgeberboard der Zeitschrift *PSYCHE*. Das ist und war die wichtigste deutsche Fachzeitschrift für Psychoanalyse und ihre Anwendungen. Sein Ansehen hatte er aus den USA mitgebracht. Was er noch mitgebracht hatte, waren halt diese ganzen internationalen Connections, sodass alle Leute, die man aus den Büchern kannte, irgendwann auch zu uns nach Heidelberg kamen. Das waren alles Reputationslieferanten, die uns als seinen Mitarbeitern bzw. uns als Team die Möglichkeit eröffneten, auch unorthodoxe Sachen zu machen. Ich bin ja persönlich überzeugt, dass Innovation innerhalb eines sozialen Systems nur von innen kommen kann. Als Einzelner kann man daher nur innovativ wirken, wenn man mit einem Bein drinnen steht, zugehörig ist zu dem System, und mit einem Bein draußen, d. h. mitbekommt, was außerhalb des Systems alles geschieht. Und mit Helm hatten wir in Heidelberg, glaube ich, solch eine privilegierte Position.

Ein Bein war drin – allesamt hatten wir, als wir da zusammenkamen, alle höheren »Weihen«, das heißt, wir waren Fachärzte, Doppelfachärzte teilweise, Helm und ich hatten ordentlich abgeschlossene psychoanalytische Ausbildungen. Wir alle hatten auch auf der Couch gelegen und in anderen psychotherapeutischen Verfahren uns der Selbsterfahrung ausgesetzt und Selbstreflexion betrieben. Das war unsere orthodoxe Basis für unser unorthodoxes Vorgehen. Man kann etablierte Verhaltens- und Denkmuster nur kritisieren, wenn man dazugehört. Wenn man nicht dazugehört, wird die Kritik nicht gehört. Wir hatten also den Vorteil, wir gehörten dazu. Nur dadurch hatten wir die Chance, dass sich jemand für unser Tun interessierte, und wir konnten diese unorthodoxen Methoden in die etablierte Mainstream-Psychotherapie einführen.

Das ist für mich der Kontext, warum wir überhaupt wirksam werden konnten. Was wir dann im Einzelnen gemacht haben, um wirksam zu werden, ist der nächste Schritt, der einer Analyse wert ist.

Eine Zusammenfassung der Entwicklung des systemischen Ansatzes aus der Sicht von Fritz Simon:

- Zu Beginn der Entwicklung des systemischen Ansatzes stehen vor allem angelsächsische und kontinentaleuropäische Länder im Fokus. Es gibt im systemtheoretischen Feld zu Beginn zwei grundlegende Linien:
  - Die einen sehen das Individuum als Treiber von Systemen. Systeme sind zusammengesetzt aus Individuen, die dann miteinander kommunizieren.
  - Und die zweite Linie beruht darauf, sich die Logik sozialer Systeme anzuschauen, d. h. die Spielregeln sozialer Systeme. Am radikalsten ist dies in der Luhmann'schen Systemtheorie ausformuliert.

Für die Heidelberger Gruppe waren in der Folge Wechselbeziehungen zwischen den beiden Linien wichtig.

- Es gab in den USA schon in den 1920er-Jahren Ansätze, mit ganzen Familien zu arbeiten. Aber im engeren psychotherapeutischen Bereich, hat die Arbeit mit Familien in der Schizophrenie-Forschung begonnen.
- Theodore Lidz hat als einer der Ersten angefangen, mit den Familien zu arbeiten und darüber auch zu publizieren.
- Für die theoretische und praktische Entwicklung der systemischen Ansätze war wahrscheinlich aber Gregory Bateson weit wichtiger. Genauer gesagt: die Bateson-Gruppe in Mountain View und in ihrer Nachfolge das Mental Research Institute (MRI) in Palo Alto.

- Mit den Macy-Konferenzen zur Kybernetik (1946–1953) wurden interdisziplinäre Konferenzen zum Thema »Steuerung von Verhalten« – ob in Maschinen oder bei menschlichen Systemen – organisiert. Der Begriff Kybernetik wurde von Norbert Wiener bereits 1948 geprägt. Teilnehmende der Konferenzen waren u. a. Margaret Mead, Gregory Bateson, Warren McCulloch und Walter Pitts, Oskar Morgenstern, John von Neumann, Heinz von Förster, Norbert Wiener und Kurt Lewin.
- Gregory Bateson hat mit John Weakland, Jay Hayley, Don Jackson und anderen im Anschluss ein für die weitere Entwicklung entscheidendes Forschungsprojekt geleitet. 1956 erschien ein Artikel mit dem Titel: »Auf dem Weg zu einer Theorie der Schizophrenie«. In diesem wurde die Doppelbindungshypothese zum ersten Mal dargestellt. Es war quasi der Start aller systemischen Ansätze mit der grundlegenden Hypothese, dass sich das Verhalten von Individuen durch die Kommunikation, an der sie beteiligt sind, bzw. deren Muster erklären lässt.
- Im deutschsprachigen Raum wurde die Familienperspektive zunächst von Horst-Eberhard Richter eingeführt.
- In Deutschland wenig bekannt, aber für die Entwicklung vor allem in der Familienforschung wichtig sind Lyman Wynne und Margaret Singer. Sie beschäftigten sich mit dem Phänomen der Fokusverschiebung innerhalb der Familienkommunikation.
- Helm Stierlin kam 1974 aus den USA nach Heidelberg, um Direktor der Abteilung der Psychosomatischen Klinik der Universität zu werden. Team: Ingeborg Rücker-Embden-Jonasch, Michael Wirsching und später auch Gunthard Weber. Zunächst war die Abteilung psychoanalytisch geprägt.
- In *Paradoxon und Gegenparadoxon* (1977) von Mara Selvini Palazzoli und Kollegen wurden zuallererst therapeutische Ansätze dargestellt, die heute als »systemisch« bezeichnet werden.
- Helm Stierlin gründete die erste familientherapeutische Zeitschrift. Er gab die *Familiendynamik* seit 1976 zusammen mit Josef Duss-von Werdt heraus. Sie erscheint im Klett-Cotta-Verlag.
- Etwa 1977 wurde der Begriff »systemisch« von Paul Watzlawick und den Italienern geprägt.
- 1978 wurde die Deutsche Arbeitsgemeinschaft für Familientherapie (DAF) unter großer Beteiligung von Horst-Eberhard Richter gegründet; auch Gunthard Weber und Klaus Deissler waren dabei.
- 1981 veröffentlichte das Mailänder Team den bahnbrechenden Artikel »Hypothetisieren – Zirkularität – Neutralität: Drei Richtlinien für den Leiter der Sitzung«.[14]

14 Selvini Palazzoli, M., L. Boscolo, G. Cecchin, G. Prata (1981): Hypothetisieren – Zirkularität – Neutralität: Drei Richtlinien für den Leiter der Sitzung. *Familiendynamik* 6 (2): 123–139.

Der Beginn der Heidelberger Gruppe:

- Gunthard Weber kommt statt Ingeborg Rücker Embden-Jonasch, die ihr drittes Kind bekam und die Abteilung verließ.
- Gunther Schmidt kommt 1977 an die Abteilung.
- Gunthard Weber verlässt 1982 die Abteilung, um konsequent systemisch arbeiten zu können. Michael Wirsching wird an die Universität Freiburg berufen; ihre Nachfolger werden Fritz Simon und Gunther Schmidt. Daraufhin kommt es zu einer Verschiebung des Fokus in Richtung Kommunikationstheorie und Psychosetherapie.
- Die Neuorientierung und der Start des Manisch-Depressive-Projekts führen dazu, dass Gunthard Weber wieder für einen Tag in der Woche zum Team dazustößt.
- Die strategisch wichtigen Startbedingungen für das Projekt sind:
  - Alle Teammitglieder sind als Fachärzte und Psychotherapeuten ausgebildet.
  - Die Patienten verfügen über »zertifizierte« Diagnosen, um die Studie vor Abwertung zu schützen und um im System »Psychiatrie« die kommunikative Anschlussfähigkeit zu gewährleisten.
  - Es gibt einen hohen Reputationstransfer durch Helm Stierlins Verankerung in der Fachwelt und durch die Arbeit an der Abteilung einer Universitätsklinik.

2 Wir hätten einander nie ausgesucht

Die nächsten Teile des Buches beschäftigen sich mit der Frage, wie die Heidelberger Gruppe wirksam werden konnte, und den einzelnen Schritten auf diesem Weg. Grundlage ist das bereits erwähnte Interview mit Gunther Schmidt und Fritz Simon, welches zunächst als Hauptprojekt geplant war. Am Ende der jeweiligen Unterkapitel finden Sie in Kästen die Zusammenfassungen der wichtigsten Gedanken, die Sie, wenn Sie im »Gesprächsfluss« bleiben wollen, gerne später nachlesen können.

ANDREAS Kennt ihr das Buch *Die Vermessung der Welt* von Daniel Kehlmann?[15]

FRITZ Nur den Titel.

ANDREAS Er beschreibt Alexander von Humboldt und Carl Friedrich Gauß. Humboldt zieht es in die Welt hinaus, er reist viel herum. Gauß dagegen, der Mathematiker, macht zu Hause seine Analysen, kommt aber in Wirklichkeit genauso weit raus, weil er immer den Kosmos studiert. So ungefähr kommt ihr mir ein bisschen vor.

FRITZ Und wer ist jetzt welcher? *(Lacht)*

(GUNTHER *lacht.)*

ANDREAS Das könnt ihr euch aussuchen. Da will ich mich nicht festlegen *(lacht).*

FRITZ Was ich wirklich interessant finde, ist – wir haben ja eigentlich nur fünf Jahre täglich ganz eng zusammengearbeitet, und jetzt ist das bald 40 Jahre her –, dass wir jederzeit ein Seminar anbieten können: »Gunther und Fritz machen was zusammen«, und ohne irgendeine Vorbesprechung zwei Tage gestalten können; und die Leute langweilen sich nicht; und wir haben auch noch das Gefühl, dass wir uns gut unterhalten haben; und trotzdem haben die Teilnehmer etwas davon und bezahlen uns sogar dafür. Das, finde ich, ist doch eine relativ seltene Qualität.

15 Kehlmann, D. (2005): Die Vermessung der Welt. Reinbek bei Hamburg (Rowohlt).

Gunther Übrigens, der Seminartitel »Gunther und Fritz machen mal wieder was miteinander« – oder »Fritz und Gunther …«, je nachdem, wo es stattfindet –, das ist auch schon wieder eine Lösung dafür, dass wir uns typischerweise nicht darauf einigen konnten, was wir eigentlich machen wollen. Daraufhin haben wir gesagt: »Machen wir es doch so, dass die Leute uns sagen, was sie von uns wollen. Und dann geht es los.« Das war für mich immer ein richtiger Genuss. Wir haben das ja schon mehrfach gemacht. Gerade weil wir uns mal wieder nicht einigen konnten, haben wir uns sozusagen auf der Metaebene darauf geeinigt, dass wir uns nicht einigen müssen *(lacht)*. Und so entsteht etwas Interessantes.

Andreas Genau. Und diese Qualität hoffe ich den Lesern durch dieses Buch erfahrbar zu machen.

Fritz Ja, das ist wichtig, dass du dich bemühst, diesen Neidfaktor zu kultivieren, damit die Leute ganz neidisch werden auf uns. Vor allen Dingen, dass du signalisierst, wie unendlich großartig wir sind *(lacht)*.

Gunther Nach dem Motto: »Nie wieder! Nie wieder wird es nur annähernd so werden, wie es bei denen immer war.« – Das setzt allerdings bestimmte Bedingungen voraus, und die waren bei uns gegeben. Jeder hat sowieso ein gewisses eigenes Selbstbewusstsein und Sendungsbewusstsein mitgebracht, aber gleichzeitig hatte jeder seine ganz eigene Spielwiese, wo er den anderen nicht in die Quere kam. Ich glaube, das war die Voraussetzung dafür, dass wir uns dann wieder so schön begegnen konnten. Das war immer wie ein atmendes System. Man ist zusammengekommen, nachdem man sich anderswo seine ganz eigenen Räume gestaltet hatte. Wenn man nur zusammengeblieben wäre und sonst nichts gehabt hätte an anderen Gestaltungsräumen, ich glaube, das hätte Krach ohne Ende gegeben.

Fritz Aber auch das war ein wichtiger Faktor, wo du es jetzt sagst. Denn du hast immer eine ganz andere Szene bedient als ich.

Gunther Ja.

Fritz Und Gunthard Weber hat wiederum eine ganz andere Community um sich versammelt. Und Helm spielte sowieso auf der internationalen Klaviatur.

Ich glaube, es war ein wichtiger Faktor, dass wir deswegen auch wirklich ungeschützt alles in die Kommunikation geben konnten, was uns in den Sinn kam. Denn jeder hatte die Möglichkeit, die gemeinsamen Ideen für seine eigenen Zwecke in seinem Feld auszubeuten. Wir haben ja durchaus sehr konkurrierende Ideen vertreten, aber es wurde nie die Art von Konkurrenz, bei der man versucht, sich gegenseitig zu behindern. Das geschah erst später, als noch andere Personen dazukamen.

Gunther Natürlich gab es da auch Konkurrenz zwischen uns, aber durch dieses Zusammenspiel musste sich eigentlich keiner bedroht fühlen, weil jeder wieder seine eigene Szene oder seine Bühne hatte, auf der er gestalten konnte. Und wenn man das jetzt vergleicht: In den meisten Fällen, die ich kenne, in Institutionen oder Organisationen, haben die Leute das nicht so, und dann werden sie zur wechselseitigen Bedrohung, und dann beginnen die Konkurrenz- und Entwertungsprozesse. Deswegen kann man daraus auch wieder lernen: Man sollte sich unbedingt Eigene Spielwiesen aufbauen und bewahren, auf denen man sich profilieren kann. Ich glaube, jeder von uns hatte ein Profilierungsbedürfnis, aber gleichzeitig war es nicht notwendig, das zwischen uns zu machen.

Fritz Das war jetzt das Wort zum Sonntag. Das für mich Interessante ist auch: Wir drei, Gunther, Gunthard und ich, wären wahrscheinlich nie zusammengekommen, wenn wir es uns hätten aussuchen dürfen oder müssen. Denn wir sind ja ziemlich unterschiedlich. Und das ist das große Verdienst von Helm Stierlin. Er war ja jemand, der nicht sehr konfliktfreudig war und der auch nie gegen irgendwelche Widerstände anging, sondern immer Harmonie suchte. Aber bei seiner Personalauswahl war er eigensinnig und hat niemanden gefragt.

Gunther ... außer seiner Frau.

Fritz Außer seiner Frau, okay.

Gunther Bei Gunthard hatte sie ja massiv mitgewirkt – und bei mir übrigens auch – hat sie mir vor Kurzem noch einmal erzählt.

Fritz Ja, bei mir weiß ich nicht, da habe ich sie noch nicht befragt. Also, Helm hat eine Personalpolitik betrieben, die streng kompensatorisch war. Was meiner Erfahrung nach sehr selten ist. Üblicherweise suchen ja Chefs sich ihre Mitarbeiter als Klone aus, sodass sie ihnen möglichst ähnlich sind. Aber Helm hat immer Leute ausgesucht, die etwas können, was er nicht konnte. Und da Gunther bestimmte Sachen konnte, die Helm nicht konnte, und ich wieder andere Sachen konnte, die Helm nicht konnte usw., hat er uns beide halt zusammengepackt. Wenn er uns nach seinem Ebenbild ausgesucht hätte, wäre die Geschichte des Teams anders verlaufen. Ich werde diesen Unterschied zwischen uns – also wie ich Gunther zum ersten Mal getroffen habe, nicht vergessen. Es war in Alpbach in Tirol.

GUNTHER Das war ein Schamanen-Kongress, oder? Ich war bei diesem schamanistischen Kongress in Alpbach, und du warst bei diesem gruppendynamischen Kongress am gleichen Ort, nicht wahr?

FRITZ Es sollte am Sonntag ein Gruppendynamiktraining beginnen in Alpbach, und ich bin schon am Samstag angekommen. Und zu der Zeit lief noch der Schamanenkongress. Und da stand Gunther mit einem schamanistischen Hemd, und ich wahrscheinlich in einem der üblichen T-Shirts, die ich trage. Ich weiß gar nicht, wie es kam, dass wir miteinander ins Gespräch kamen, aber es war –

GUNTHER Es war so eine Party *(lacht)*.

FRITZ Genau. Die Kontexte waren so verschieden, und in Alpbach trafen sie aufeinander. Und das, glaube ich, symbolisiert unsere Unterschiede – zumindest zu Beginn. Das finde ich immer noch eine tolle Story.

Das Team um Helm Stierlin

Die Personalauswahl von Helm Stierlin

GUNTHER Genau, eine wegweisende Unterschiedlichkeit. Und auch das mit dem kompensatorischen Auswahlverfahren ist wirklich so. Ich war ja schon als Student immer in Helms Vorlesungen. Vom ersten Tag, an dem er kam, habe ich mich an ihn drangehängt. Aber immer kritisch, sodass zum Beispiel Satu – Satuila Stierlin, seine Frau – mich mal irgendwann angesprochen hat, ich solle doch bitte weniger kritisch mit ihrem Mann umgehen in der Vorlesung, er hätte schon Angst vor mir, weil ich ihn immer von einer Links-Position angegangen hätte – ich war damals bei den Sponti-Linken affiliiert –, sodass er manchmal Stress und Angst gehabt hätte, in die Vorlesung zu gehen. Aber genau deshalb hat er mich dann später gefragt. Ich habe mich nämlich nie bei ihm beworben. Er hat mich gefragt, ob ich bei ihm arbeiten will. Vielleicht auch mit ein bisschen Druck von Satu. Aber eben weil wir was zu bieten hatten, was er nicht hatte. Und das sage ich auch heute oft noch, das hat mich sehr beeindruckt und das habe ich bei keinem anderen Chef so erlebt, dass jemand sich extra Leute gesucht hat mit der Erwartung – direkt mit der *Erwartung* –, dass seine eigenen Konzepte kritisch angegangen und teilweise auch transformiert werden. Meistens ist es ja so, dass die Leute sich Leute suchen, die dann alles nachbeten. Das war bei Helm gerade nicht der Fall, obwohl er sich hätte ausruhen können auf seinen Erfolgen. Er war ja sehr bekannt, und auch Jahre danach sind noch Leute zu uns in Weiterbildungen gekommen, die unbedingt seine Delegationskonzepte kennenlernen wollten. Da waren wir längst weiter, und die waren dann irritiert. Aber das war auch seine Erwartung.

FRITZ Dazu passt auch Folgendes: Ich habe mich bei ihm beworben. Ich hatte in der Medizinischen Hochschule Hannover gekündigt, weil ich die Arbeit dort höchst unbefriedigend fand, und ich wusste nicht, was ich nun machen sollte. Ich war noch in psychoanalytischer Ausbildung, fast fertig. Und ein paar Artikel zu entwicklungspsychologischen Fragen von mir waren in der *Psyche* publiziert worden. Sie bilden die Grundlage dessen, was ich jetzt in meinem *Formen*-Buch geschrieben habe.[16] Damals hat das seinen Anfang genommen. Ich hatte meinen zweiten Artikel überhaupt über Paradoxien geschrieben. Meine Bewerbung um die Oberarztstelle bei Helm bestand aus einem Satz: »Sie haben die Stelle annonciert, nehmen Sie dies bitte als Bewerbung.« Beigelegt habe ich meine Publikationen, und in keiner war Helm zitiert.

(GUNTHER und ANDREAS *lachen.*)

Ich muss gestehen: Als ich meine Stelle antrat, hatte ich noch keine Zeile von Helm Stierlin gelesen, und es war offensichtlich kein Problem für ihn. Und weder Gunther noch ich haben uns auch nur im Geringsten um sein Delegationsmodell oder andere seiner Konzepte geschert. Ich muss aber gestehen, dass ich 20 Jahre später angefangen habe, sie wertzuschätzen.

GUNTHER Ja, die sind enorm verdienstvoll.

FRITZ Aber damals hatte ich einfach andere Vorstellungen. Ich war ganz auf der kommunikationstheoretischen Schiene à la Palo-Alto-

16 Simon, F. (2018): Formen. Zur Kopplung von Organismus, Psyche und sozialen Systemen. Heidelberg (Carl-Auer).

Gruppe. Und das passte gut zu den hypnotherapeutischen Ansätzen von Gunther. Helm machte das nichts aus, ganz im Gegenteil. Dann kam noch Gunthard Weber dazu als vierter im Bunde, und wir führten einen Tag in der Woche gemeinsam Therapien durch in unserem Forschungsprojekt. Helm schrieb immer mit und hat nie eingefordert, dass wir jetzt seine Konzepte verwenden müssten, sondern er war ganz begeistert davon, dass wir ihn mit neuen Ideen versorgten, die er dann in Amerika und im Rest der Welt präsentieren konnte. Also ist er sicher auch auf seine Kosten gekommen.

Daraus wird noch einmal klar, worin die Rationalität seiner Personalauswahl bestand: Er hat sich einfach gute Entertainer engagiert.

Erfolgsrezept 1: »Personalauswahl«

Helm Stierlin wählte seine Mitarbeiter »kompensatorisch« aus. Er hat sich Mitarbeiter ausgesucht, die etwas konnten, was er nicht konnte. Dabei entstand eine »natürliche Unterschiedlichkeit« in den Arbeits- und Sichtweisen der Kollegen, was im Laufe der Zusammenarbeit zu einem regen Fluss an Kreativität geführt, aber auch nach Organisationsprinzipien innerhalb des Teams gerufen hat.

Beziehung zu Helm Stierlin

GUNTHER Übrigens: Wenn du sagst, du hattest noch nichts von ihm gelesen – genau das war für mich eine große Hilfe. Ich erinnere mich noch gut: Ich habe schon als Student immer nebenher bei ihm mitgearbeitet. Ich habe dort auch Familientherapien machen dürfen. Aber dann war ich in der Psychiatrie in Mannheim. Im ZI, im Zentralinstitut für seelische Gesundheit, wie das witzigerweise heißt, denn es war natürlich eine sehr pathologieorientierte Anstalt. Ich war zu dieser Zeit immer noch in Verbindung mit Helm, aber dort bin ich massiv meinen eigenen Weg gegangen, und ich habe keine Kontroverse gescheut. Die Autoritäten, die ich im Hintergrund hatte, die waren mental bei mir, da hatte ich nie ein Problem. Das waren Helm Stierlin und andere Pioniere der Familientherapie und der Systemischen Therapie, vor allem Milton Erickson. Ich bin ja schon 1979 bei Milton Erickson gewesen und konnte seine Konzepte lernen und an mir selbst erfahren. Ich habe mich auch immer mit den Chefärzten angelegt, wenn es um Pathologisierungen von Menschen ging. Das war kein Problem für mich.

Dann kam ich aber zu Helm zurück und plötzlich – davor hatte ich immer sehr viel Kraft und Engagement – wurde ich immer schwächer und innerlich wackliger und unsicherer. Wie mir später deutlicher klar wurde, hatte ich in meiner Zeit als Arzt in der Psychiatrie offenbar meine Kraft aus einer Position gegen den Mainstream dort gewonnen, wie aus Feindbildern und dem Kampf gegen sie. Aber bei Helm war das anders. Ihn hatte ich verehrt, und deshalb habe ich immer darauf gewartet, dass er mir sagt, was ich jetzt machen soll. Wenn man aber irgendetwas bei Helm *nicht* bekommen hat, dann war es genau das *(lacht)*.

Ich erinnere mich noch – vielleicht erinnerst du dich auch noch, Fritz – als Helms 85. Geburtstag im deutsch-amerikanischen Institut gefeiert wurde. Da haben Fritz, Gunthard und ich jeweils eine kleine Laudatio gehalten. Wir haben unabgesprochen alle drei einen besonders wesentlichen Stil von Helm hervorgehoben. Sogar, soweit ich mich erinnere, mit den gleichen Worten, nämlich dass Helm vor allen Dingen durch Hilflosigkeit geführt hat. Er hat sich immer sehr hilflos gezeigt, auch damals schon. Ich habe darauf gewartet, dass Helm mir sagt, was ich machen soll, und er hat überhaupt nichts gesagt. Also war ich vollkommen in der Warteposition – und ich wurde immer schwächer. An Folgendes erinnere ich mich noch gut, da bin ich dir bis heute dankbar, Fritz. Wir saßen mal in unserer Kaffee- oder Teeküche, und ich war etwas subdepressiv ratlos und habe das dann erzählt. Und dann sagte Fritz zu mir, er verstehe gar nicht, was ich da habe, er hätte bisher absichtlich noch keine einzige Zeile vom Helm gelesen und hätte das auch nicht vor.

In dem Moment kam Helm für mich auch innerlich vom Sockel, und ich habe gedacht: »Ist eigentlich eine gute Idee.« Dadurch wurde mir auch wieder deutlich, was Fritz wahrscheinlich schon vorher praktiziert hat: Gerade mit dieser Haltung, Führen durch Hilflosigkeit, eröffnet sich ja für einen selbst ein riesiger Gestaltungsraum, wenn man nur die Ärmel hochkrempelt und es dann eigenständig in die Hand nimmt. Was ich vorher ja immer gemacht hatte, aber bei Helm nicht mehr. Danach habe ich das wieder richtig aktiviert. Das war sehr hilfreich. Das war ein Stimulus, was du gesagt hast, Fritz. Du erinnerst dich wahrscheinlich nicht mehr, aber für mich war das wichtig.

Fritz Daran erinnere ich mich nicht, aber sein Führen durch Hilflosigkeit war ja grandios. Ich erinnere mich, dass viele Leute es mir übelgenommen haben, dass ich an Helms 85. Geburtstag, als jeder von uns eine Rede gehalten hat, erzählt habe, eine blinde alte Dame hätte Helm neulich über die Straße geholfen *(lacht)*.

Gunther *(lacht)* Da gibt es viele so Geschichten. Da fiel mal, in einer Familientherapie, eine Frau mit einem leichten Kreislaufkollaps um und Helm, der dabei saß, sprang sofort auf und hat gerufen: »Ein Arzt muss her!« Helm war selbst Arzt …

Fritz Auf jeden Fall war das am Start unserer Zusammenarbeit ein wichtiger Aspekt unserer Unterschiedlichkeit.

Erfolgsrezept 2: Führungsstil

»Führen durch Hilflosigkeit« ist die augenzwinkernde Bezeichnung für den Führungsstil Helm Stierlins. Er hat – obwohl in der Fachwelt schon fest verankert – neue und andersartige Ideen nicht nur zugelassen, sondern enorm gefördert. Die Kritik an eigenen Konzepten hat er von den Kollegen beinahe erwartet. Durch sein in erster Linie »förderndes Fordern« eröffnet sich riesiger Gestaltungsraum, der jedoch verlangt, dass man von sich aus tätig wird.

Unterschiede als Grundlage für gemeinsame Entwicklungen

Fritz Und das hat unsere Zusammenarbeit immer bestimmt. Am Anfang fand ich das auch nicht einfach mit dir. Wir fingen an, gemeinsam Therapiesitzungen abzuhalten. In einer Sitzung neben dir zu sitzen, ist nicht ganz einfach. Du bist ja so etwas eine fleischgewordene verbale Flutwelle, was deine Analysierfähigkeit und -freudigkeit angeht. Ich saß daneben wie der Lehrling, der dazu verdammt ist, dem Meister zuzuhören. Zumindest musste es für die Familien so aussehen. Der eine hat 80 Prozent Redeanteil, der andere vielleicht 20. Und ich weiß noch genau, dass das für mich nicht einfach war. Die Versuchung, mit dir um den Redeanteil zu konkurrieren, war groß. Ich habe das nicht gemacht, und das konnte ich vor allem deshalb, weil ich mir innerlich immer gesagt habe: »Ich bin der Oberarzt, er ist der Assistent. Ich muss das niemandem beweisen« *(lacht)*. So konnte ich das mit den 20 Prozent gut aushalten, bis wir dann einmal diese Familie hatten – du weißt noch welche –, bei der mir, und wenn ich mich recht erinnere, *uns* bewusst wurde, dass bzw. wie wir unsere Unterschiede kooperativ nutzen konnten.

Gunther Ja, ja *(lacht)*.

Fallbeispiel »Splittinginterventionen«

FRITZ Es war eine Familie mit einem Sohn, einem jungen Arzt, der psychotisch geworden war. In einer der ersten Sitzungen wurde deutlich: Gunther versuchte, all seine Empathie – und Gunther verfügt ja über eine ganze Menge Empathie – dem Vater gegenüber zu realisieren und zu zeigen, und dieser Vater schüttelte den Kopf und sagte: »Herr Doktor Schmidt, Sie haben überhaupt nichts verstanden, über-, überhaupt nichts verstanden!« Und dann habe ich mehr oder weniger dasselbe mit anderen Worten noch einmal wiederholt. Da sagte er: »Genau so ist es, Herr Doktor Simon, genau so!« Auf einmal wurde deutlich: Diese Unterschiede, die wir signalisieren, werden von den Familienmitgliedern unterschiedlich wahrgenommen, und es geht gar nicht um die mitgeteilten Inhalte, sondern in weit höherem Maße um eine bestimmte Art von Beziehungsangebot. Das Verstandenwerden durch Gunther war für diesen Vater ein Beziehungsangebot, das er überhaupt nicht akzeptieren konnte. Später wurde klar, dass er schon mit 15 das Elternhaus verlassen und sich allein durchgekämpft hatte. Sein Selbstbild und -ideal war geprägt von seiner Unabhängigkeit und Autonomie gegenüber anderen Leuten. Ihm anzubieten: »Ich verstehe dich«, war so etwas wie eine Beleidigung, ja, eine tödliche Beleidigung. Der Unterschied zwischen uns war, dass ich dem Vater nicht angeboten habe, ihn zu verstehen. Ich könnte jetzt nicht mehr sagen, welches Beziehungsangebot ich ihm gemacht habe, auf jeden Fall war es nicht dieses freundliche Verstehen, sondern wahrscheinlich eher ein distanziertes Reden über Sachfragen. Aus der Reflexion dieser Dynamik entstand für uns auf einmal der Gedanke: »Das können wir nutzen!« Das war, glaube ich, der Beginn, dass wir Splittingstrategien entwickelten und kultivierten.

GUNTHER Genau. Ich erinnere mich noch gut, wie das war. Ich habe innerlich fast Mordimpulse dem Vater gegenüber gehabt in dieser Familie, weil –

FRITZ Hat er gespürt, das hat er gespürt! *(Lacht)*

GUNTHER Ich erzähle diese Geschichte übrigens oft auch für Leute in Hypnotherapie-Weiterbildungen und auch in der systemischen Arbeit, wenn es um Kontaktaufnahme, Rapport, Pacing geht. Da wird es dann oft so hauchig emotional: »Ja ... mhm ... Ich verstehe Sie.« Wenn man Empathie in dieser weitverbreiteten Form versteht, wird daraus geradezu ein Missverständnis. Dieser Vater war ein Paradebeispiel dafür. Ich habe versucht, zu pacen bis zum Anschlag, immer mit Empathie und »Ja, ich verstehe Sie«. Ich erinnere mich noch, dass ich irgendwann zu Fritz gesagt habe: »Pass auf, ich höre mir jetzt an, was du sagst, und präge mir das ein und wiederhole es wortwörtlich. Das kann der nicht ablehnen.« Es hat überhaupt nichts verändert. Fritz hat was gesagt, dann habe ich ein paar Minuten gewartet und habe gesagt: »Gell, dann könnte man doch sagen …«, und habe genau zitiert, was Fritz gesagt hat, bis auf das Komma. Und dann sagte der Vater: »Ach Gott, Herr Schmidt, Sie liegen derartig daneben!« Dann hat zwei Minuten darauf Fritz das Gleiche gesagt, und dann sagte er: »Endlich bringt es jemand auf den Punkt!« Das hat mich in dem Moment ordentlich geärgert. Aber dadurch wurde mir deutlich, dass es wichtig ist, wo der Mensch herkommt. Das war so ein einsamer Wolf. Da war das für ihn eine offensive Kränkung, dass ich ihn verstehen wollte. »So weit kommt es noch, dass ich mich von jemandem verstehen lasse, und noch dazu von so einem ›Weichspüler‹!« Das hat mein Verständnis von Pacing stark verändert. Ich erinnere mich noch – ich weiß nicht, ob du dich erinnerst, Fritz: Wir saßen in dieser Küche im dritten Stock zusammen, und wir waren wirklich so unterschiedlich, dass ich manchmal gedacht habe: »Das geht einfach nicht mit uns«. Aber es war uns klar: Keiner will gehen, und keiner kriegt den anderen um die Ecke gemeuchelt. Wir haben uns irgendwie darauf geeinigt: »Na gut, dann nutzen wir doch unsere Unterschiede; dann wollen wir sie nicht mehr ändern, sondern wir machen was aus unseren Unterschieden.« Da sind wir praktisch auf die Metaebene gegangen. Das war aus meiner Sicht – im Nachhinein – immer unsere größte Stärke.

Fritz Ja. Das sehe ich auch so.

Gunther Genau. Diese Unterschiede. Die Splittinginterventionen sind ja daraus entstanden, dass wir uns vor den Leuten gestritten haben, aber isomorph, also so gleichgestaltig, wie die sich gestritten hatten. Und dann war es enorm gut.

Fallbeispiel »Utilisation von Polaritäten«

Fritz Mir ist da noch dieses Forschungsprojekt in Erinnerung mit diesen beiden wunderschönen chilenischen Gaststudenten oder -wissenschaftlern, die einen Fragebogen hatten, wo wir alle – da gehörten auch Helm und Gunthard dazu – diagnostische Einschätzungen der Familien abgeben sollten. Es waren lineare Skalen zwischen z. B.

»Grenzen öffnender Kommunikation« vs. »Grenzen schließender Kommunikation«. Das jeweils beobachtete Merkmal, etwa dass die Grenzen offen gehalten vs. geschlossen würden, ließ sich dann quantifizieren, von öffnend (= +3, +2, +1 bis 0) bis schließend (= von 0 zu -1, -2, -3). Das interessante und uns alle überraschende Phänomen war, wenn wir vier dann diese Fragebögen ausfüllten, zeigte sich fast regelmäßig: Wenn Gunther +3 ankreuzte, kreuzte ich -3 an. Wir hatten die geringste Übereinstimmung in unserer Beschreibung der Familiendynamik, obwohl wir am meisten von allen – jeden Tag – zusammenarbeiteten.

(GUNTHER *lacht.)*

Erklären lässt sich das dadurch, dass wir es in Familien bzw. ihrer Dynamik mit dem sogenannten systemischen Antagonismus zu tun haben. Das heißt, diese Systeme balancieren immer Widersprüche, daher ist jeder statisch erscheinende Zustand ambivalent zu bewerten. Jeder von uns hat jeweils eine andere Seite der Ambivalenz wahrgenommen und auf sie reagiert. Diese Überlegung lieferte dann auch die theoretische Erklärung, warum solche Splittingstrategien wirksam waren und generell sinnvoll sind. Im gesplitteten Team haben wir beide Tendenzen bzw. beide Seiten der Ambivalenz, die in dem System realisiert wurden, gespiegelt. Es war eine andere Form des Pacings, eine interpersonelle. Das heißt, wir haben als Personen repräsentiert, welche Tendenzen im System wirksam waren, und sie dadurch beobachtbar gemacht. Wenn wir uns dann über die daraus resultierenden Fragen in Anwesenheit der Familien gestritten haben, dann konnte die Familie beobachten, dass wir zwar inhaltlich ähnliche Kontroversen inszenierten, aber nicht unsere Beziehung infrage stellten. Das gelang, weil wir wohlwollend, ohne den anderen abzuwerten, stets im Sinne von »Ja, das kann man so sehen, aber ich sehe es trotzdem anders« eine Alternative der Konfliktbehandlung demonstrierten. Wir waren dabei überzeugend, denn wir mussten ja nicht lügen dabei, und – das war zentral – wir haben dadurch nicht unsere Beziehung infrage gestellt. Das war der Schritt, wo wir aus der Anfangskonstellation der Konkurrenz und des Stöhnens – »Ah, schrecklich, der andere!« – und des Ändernwollens hinkamen zu dem »Ah, der sieht womöglich was, was ich nicht sehe, und nur zusammen wird ein Schuh draus«.

GUNTHER Mhm. Also, bei mir hat es auch bewirkt, dass ich das kapiert habe, was ich heute in meinen Konzepten Ambivalenzmanagement nenne. Das hat bis heute zur Folge, dass ich, wenn ich z. B. eine bestimmte Sicht bei mir entwickle – eigentlich erzeuge –, innerlich sofort auch davon ausgehe, dass eine alternative Gegensicht hier genauso passend ist. Dadurch kommt intuitiv ein Perspektivenwechsel in mir zustande, der dann für die Kooperation oft enorm hilfreich und vielleicht das Wichtigste ist. Ich war ja inbrünstig davon überzeugt, dass ich es richtig sehe – na ja, Fritz natürlich auch. Und dann stellte sich nachher im Prozess heraus, *beide* haben was Wichtiges gesehen, nur eben etwas Unterschiedliches, und aufgrund seiner eigenen, wie Maturana sagen würde, strukturellen Koppelung kann jeder nur einen Teil sehen, aber erst die Zusammenschau bringt die Tiefenschärfe. Deswegen ist es mir bis heute auch in meiner Arbeit wichtig, selbst wenn ich ganz klar eine Position habe, im Laufe des Prozesses unbedingt an die andere Seite zu denken. Wie in einem Gedankenspiel. Wenn ich das jetzt mal anders sehen würde, … Und das ist bis heute so – das sage ich jetzt ungern, Fritz, denn das gefällt Dir bestimmt nicht *(lacht)* –, dass ich manchmal denke: »Was würde jetzt der Fritz sagen?« Oder so: »Was würde der Fritz jetzt machen?« Und dann komme ich garantiert auf eine polare Idee, aber das ist dann sehr hilfreich. Und im Laufe der Zeit habe ich den Eindruck entwickelt, dass genau das sogar für die Familien – oder für wen auch immer wir gearbeitet haben – eine entscheidende, prozessorientierte Hilfe wurde. Das ist jenseits aller Inhalte, weil die das auch mitgekriegt haben, wir haben ja kein Hehl aus dieser Unterschiedlichkeit gemacht. Im Gegenteil: Wir haben die offensiv eingebracht, aber bei gleichzeitig anerkannter Koexistenz und mit Wertschätzung. Manche Familien, da bin ich mir sicher, sind fast vom Glauben abgefallen, weil die sich wahrscheinlich vorgestellt haben, dass wir uns jetzt in die Haare kriegen oder an die Gurgel gehen müssten, wenn man so unterschiedlich ist, und genau das haben wir nicht gemacht. Ich glaube, das war vom Prozess her sogar die wichtigste integrative Interventionsrichtung.

Fritz Aus einer theoretischen Perspektive, so würde ich heute sagen, sind wir der Tatsache gerecht geworden, dass soziale Systeme paradox organisiert sind. Ich selbst habe für mich damals die Konsequenz gezogen, dass ich diese Skala von -3 bis +3 bei 0 im rechten Winkel abgeknickt habe. Dadurch entsteht eine Art Koordinatensystem, innerhalb dessen ein soziales System – um bei dem genannten Beispiel zu bleiben – als sowohl die eigenen Grenzen öffnend als auch schließend beschrieben werden kann. Wenn man dann auf der öffnenden und der schließenden Achse nur noch zwischen ja und nein unterscheidet, dann erhält man eine Matrix aus vier Positionen, ein Rechteck. Ich habe das zunächst »Dilemmafeld« genannt, später dann den von Matthias Varga von Kibéd und Insa Sparrer vorgeschlagenen Namen Tetralemma übernommen (obwohl deren Verständnis des Tetralemmas etwas anders ist als meines). In sozialen Systemen sind wir immer mit Widersprüchen konfrontiert, die balanciert werden müssen. Soziale Systeme sind *immer* paradox organisiert. Deswegen ist die beste Position für Berater oder auch für Therapeuten die des »Anwalts der Ambivalenz«, wie Gunthard Weber und ich das dann irgendwann genannt haben. Wer mit sozialen Systemen umgehen will, der muss eben ambiguitätstolerant sein. Das ist ja ein Begriff, der in der Literatur mal zur Psychopathologie Manisch-Depressiver entwickelt wurde, bzw. Ambiguitätstoleranz wurde als eine Fähigkeit beschrieben, die diesen Menschen fehlt. Ambiguitätsintoleranz hieß es da. Inzwischen erfreut sich der Begriff auch in der Management-Literatur einer gewissen Popularität. Aber wir haben relativ früh gesehen, dass dieser Mangel an Ambiguitätstoleranz in der Beobachtung lebender, psychischer und sozialer Systeme aufgrund deren paradoxer Organisation zu Problemen führt. Das heißt, wenn man die in jedem dieser Systeme mit sich gegenseitig ausschließenden Handlungsanforderungen verbundenen Ambivalenzen leugnet und über sie hinweggeht und Eindeutigkeit sucht, dann bekommt man Probleme. Und was wir den Familien eben geboten haben, war nicht Eindeutigkeit, sondern Vieldeutigkeit.

GUNTHER Dabei aber Kooperation – in der Vieldeutigkeit.

FRITZ Aber kooperativ. Also nicht agonal, im Sinne von »Wer hat recht?«, sondern im Sinne von »Beides stimmt«.

GUNTHER Genau.

FRITZ Und das widersprach natürlich diesem Schwarz-Weiß-Muster einer Ambiguitätsintoleranz.

GUNTHER Ja, ich glaube, das gilt leider noch immer für relativ viele Systemiker. Ich erlebe das oft in Supervisionen, dass die auf Eindeutigkeit aus sind und Ambivalenzen als Problem ansehen.

Wobei, um das, was Fritz gesagt hat, noch mal aufzugreifen: Gerade in unserem Forschungsprojekt damals mit manisch-depressiv definierten Leuten und deren Familien, da war für uns die zentrale

Aussage – das konnte man genauso sehen bei Anorexie, in Familien, in denen magersüchtiges Verhalten aufgetaucht war –, dass gerade das Problematisieren von Ambivalenzen mit der Idee, Ambivalenzen müssten aufgelöst und irgendwie eine Eindeutigkeit hergestellt werden, das zentrale Agens war, das überhaupt zu Problemen geführt hat.

Erfolgsrezept 3: Inszenierung von Unterschiedlichkeit

Wie in einem Orchester leben soziale Systeme von der Inszenierung von Unterschiedlichkeit. Das bedeutet, dass Unterschiede in Meinungen nicht weggemacht, sondern genutzt werden sollen und können. Aus dieser Sicht sind die Splitting-Interventionen entstanden, wo unterschiedliche Meinungen zur Kontrastierung von unterschiedlichen Sichtweisen genutzt werden können.

Grundlage dieses Erfolgsrezepts ist, dass man es in lebenden Systemen mit einem systemischen Antagonismus zu tun hat. Das heißt, Systeme balancieren immer Widersprüche, daher ist jeder statisch erscheinende Zustand ambivalent zu bewerten. In sozialen Systemen repräsentiert Ambivalenz jeweils unterschiedliche Seiten einer bestimmten Dynamik. Diese gilt es wahrzunehmen und als Feedback zurückzuspielen. Ambivalenz ist das Salz in der Suppe.

Fallbeispiel: Alle in der Familie sind gleich viel wert

GUNTHER Ich erinnere mich an eine Familie –ich weiß nicht, ob du auch dabei warst –, die hatten vier oder fünf Kinder, und eine Tochter war anorektisch, und wir haben gefragt: »Wer steht denn dem Bruder näher und wer dem Vater?« Und da konntest du immer hören: »Niemand, niemand, alle gleich, alle gleich, alle gleich.« Es war immer unheimlich wichtig: alle gleich.

Ich habe dann gesagt: »Das kann ich mir jetzt nicht so richtig vorstellen.« Die Familie hat dann als Beispiel angeführt, wie sie den Sonntagsbraten aufteilen. Den macht halt die Mutter – klassisches Rollenbild. Der Sonntagsbraten war fertig, aber natürlich nicht geometrisch rechteckig, sodass man hundertprozentig gleiche Stücke ablösen könnte. Sie haben es dann so gemacht: Der Vater hat den Sonntagsbraten aufgeschnitten in sieben Stücke, für fünf Kinder und die zwei Eltern. Alle sechs anderen mussten sich mit dem Gesicht zur Wand stellen, und dann hat der Vater gesagt: »Ich deute jetzt auf ein Stück. Wer nimmt es?« Und da haben die blind immer ein Stück für sich auswählen müssen, und das überbleibende Stück hat der Vater gekriegt. Damit ja das Prinzip der Gerechtigkeit auf keinen Fall infrage gestellt wurde und jemand etwas sagen konnte.

Das ist innerhalb ihres Konzeptes natürlich eine pfiffige Lösung, aber eigentlich aberwitzig. Dahinter steht die Idee: Es muss unbedingt eindeutig für alle gerecht sein. Es ist ja eigentlich wertschätzend gedacht von den Leuten. Aber genau das führt letztlich zum Problem, weil dann die ganzen Ambi- und Multivalenzen, die es natürlicherweise gibt, immer wieder tabuisiert und auch pathologisiert oder zumindest schlecht bewertet wurden, und daraus entstand das Problem immer wieder.

Aus meiner Sicht ist das auch der Vorteil von Organisationen: Organisationen sind, auf einer bestimmten Ebene betrachtet, überhaupt nur deshalb sinnvoll, weil sie Widersprüche managebar machen. Eine Organisation ist gerade für die Widersprüche da. Sie löst Widersprüche, die wir sonst nicht lösen könnten, auf eine Art, und das ...

Fritz Da bin ich ganz d'accord. Organisationen entfalten Paradoxien sozusagen.

Gunther ... und das ist ihre Stärke, nicht ihr Problem. Es wird nur zum Problem, wenn man denkt, es wäre eins.

Erfolgsrezept 4: Organisation für die Auflösung von Paradoxien

Gleichheitsideen in sozialen Systemen beruhen auf der Idee eindeutiger Gerechtigkeit. Dadurch werden Ambi- und Multivalenzen tabuisiert und/oder pathologisiert. Organisation als Prinzip, aber auch als Organisationsform von Verhalten durch Betriebe etc., entfaltet Paradoxien durch das Bilden von Entscheidungsregeln.

Arbeitsalltag bei Helm Stierlin – Das Manisch-Depressive-Projekt

Andreas Was mich jetzt interessieren würde: Wie sah der Arbeitsprozess bei euch aus? Ihr habt ja zusammen Therapien gemacht. Habt ihr danach noch bis in die Morgenstunden darüber diskutiert? Oder war da das Therapieende, und dann denkt sich jeder zu Hause seins, und in der nächsten Therapie seht ihr euch wieder?

Fritz Wir haben ja nicht alle Therapien gemeinsam durchgeführt, aber viele. Und Gunther hat darüber hinaus noch viel mehr Therapien gemacht ohne jemanden von uns. Wir haben meistens nachmittags gemeinsam Therapien gemacht. Außer dienstags, da hatten wir dieses gemeinsame Forschungsprojekt, bei dem auch Helm Stierlin und Gunthard Weber dabei waren, über Manisch-Depressive und deren Familien. Wir haben nur staatlich geprüfte Patienten, die schon eine lange Psychiatriekarriere hinter sich hatten, in das Projekt aufgenommen. Aber Gunther hatte schon vorher zu Hause Familien gesehen – neben seiner eigenen natürlich.

(GUNTHER *lacht.)*

FRITZ Er hatte vormittags schon zwei Sitzungen und ist dann, nachdem wir gemeinsam unsere ein oder zwei Sitzungen hatten, noch irgendwohin gefahren und hat eine Supervisionssitzung geleitet. Ich bin sicher, dass er nachts auch noch gearbeitet hat. Also, er ist unendlich fleißig. Aber, wenn wir dann zusammengearbeitet haben, hatten wir immer dasselbe Setting: Wir machen eine Sitzung gemeinsam und dann eine Pause; in der Pause diskutieren wir, was wir jetzt als Intervention sagen sollten. Dann sind wir wieder in die Sitzung und haben das gemacht; nachher haben wir noch relativ kurz reflektiert, wie das jetzt angekommen ist und wie alles wohl weitergehen könnte. Wir hatten den großen Vorteil, dass fast immer Praktikanten hinter der Scheibe saßen, die die Protokolle geschrieben haben, sodass wir von diesen bürokratischen Arbeiten entlastet waren. Wir brauchten uns nicht zu streiten: »Wer macht das Protokoll?« (Was wahrscheinlich zu Konflikten geführt hätte.) Aber die Nachbesprechungen waren, so meine ich mich zu erinnern, nicht sehr lang. Ich weiß nicht, wie du das in Erinnerung hast, Gunther.

GUNTHER Ja, das war damals praktisch eine Art rituelle Gestaltung. Das hatte immer mehrere Phasen. Vor der Sitzung haben wir schon eine kleine Hypothesenbildungsrunde gemacht, aus der wir dann die Fragen, zirkuläre Fragen und so weiter, abgeleitet haben – unterschiedlich lang, manchmal auch nicht so lang, aber manchmal auch eine Viertelstunde, zwanzig Minuten. Und dann sind wir in das Gespräch gegangen. Es war der Familie auch vorher angekündigt worden, dass wir zwischendrin eine Pause machen und uns dann hinter die Einwegscheibe begeben. Das mit der Einwegscheibe und den Videoaufnahmen war ja damals. Da gibt es auch heute noch welche davon. Wir haben uns hinter die Scheibe zurückgezogen und beraten. Hinter der Scheibe waren noch weitere Leute, zum Beispiel Gunthard Weber und Helm Stierlin. Wir haben uns immer abgewechselt in den Viererkonstellationen. Dann haben wir mit den Kollegen diskutiert.

Manchmal waren auch noch mehr Leute hinter der Einwegscheibe. Danach sind wir wieder rein in den Gesprächsraum und haben die Interventionen angeboten. Ab und zu haben wir anschließend noch länger darüber geredet, aber eher selten. Ich glaube, wir sind oft relativ schnell zu anderen Aufgaben übergegangen. Es war für diese Situation abgeschlossen, und wir haben uns erst wieder vor der nächsten Sitzung getroffen.

Mehrhirndenken im kreativen Prozess

ANDREAS War Helm Stierlin von den Unterschieden immer angetan, oder war das für ihn auch schwierig, wenn ihr eure Diskussionen geführt habt?

FRITZ Unsere Diskussionen fand ich sehr spannend. Da habe ich viel über Teamarbeit gelernt. Später kam noch Arnold Retzer hinzu, dann waren wir ein Fünferteam. Mein Eindruck war: Jeder konnte alle Ideen, Beobachtungen, theoretische Erwägungen usw. in die Kommunikation einbringen, ganz ungeordnet, was immer ihm in den Sinn kam, und trotzdem hat jeder mehr aus diesem Prozess herausgezogen, als er hineingegeben hat – was mathematisch nicht so unwahrscheinlich ist, wenn vier oder fünf Leute all ihre Ideen in den Kommunikationsprozess geben. Man kann das Mehrhirndenken nennen. Einer hatte eine Idee, und dann hat ein anderer da angeschlossen, sodass man am Schluss nicht mehr wirklich sagen konnte, wo eine Idee geboren wurde, weil sie letztlich dem Kommunikationsprozess zuzuschreiben war und nicht einem einzelnen Hirn. Diese Form des Prozesses war sehr kreativ und anregend, weil wir da natürlich auch versuchten, Theorien zu entwickeln, was Manisch-Depressive und ihre Familiendynamik angeht.

GUNTHER Ich habe in der *Familiendynamik* später mal einen Artikel geschrieben, in dem ich auch diese Dynamik beschrieben habe. Der Titel war »Wer einigermaßen der Gleiche bleiben will, muss sich ständig verändern«. Darin habe ich diese Dynamik des »Mehrhirndenkens« beschrieben. Ich erinnere mich nicht, dass ich jemals ein ähnlich produktives, kreatives Teamgeschehen erlebt habe wie bei uns. Es war so, dass Helm überhaupt nicht der sogenannte Vorgesetzte war. Er war in der Hinsicht völlig gleichrangig. So war es auch, wenn man nachher über etwas geschrieben hat. Jeder hat ja dann auch selbst publiziert – Fritz viel mehr als ich, zum damaligen Zeitpunkt sowieso. Auch da haben wir Ideen eingebracht, von denen wir oft nicht sagen konnten, welche von wem stammte. Das waren dann unsere Ideen. Es war auch kein Problem, wenn jemand etwas publiziert hat und nicht alle zitiert hat.[17] Es war irgendwie klar, dass dies »unseres« war. Wir hatten auch gar nicht den Anspruch, dass Einzelnen von uns Ideen genau zugeordnet werden. Einmal gab es – erinnere ich mich – Irritationen. Da hatten wir in der Diskussion – die Idee stammte, glaube ich, nicht von Helm – die Unterscheidung »Individuation mit« und »Individuation gegen« eingebracht, und Helm hat dann einen Artikel veröffentlicht, wo er das, soweit ich mich erinnere, nur sich zugeschrieben hat. Darüber hat sich Gunthard dann geärgert. Aber das war marginal, das war nicht so schlimm.

FRITZ Nein, nein. Er hat alle unsere Ideen, die da gemeinsam kreiert wurden, genutzt – die unausgesprochene Regel war ja: Jeder kann das verwerten, was hier passiert. Helm war derjenige, der aus meiner Sicht am wenigsten eingebracht hat. Er hatte seine eigenen Konzepte, und jetzt wurden neue entwickelt. Und die haben auch nicht unbedingt angeschlossen an das, was er bereits publiziert hatte, wie ich jetzt im Rückblick sagen würde. Aber Helm hat dann immer[18] die Artikel publiziert. Es war ein Gentlemen's Agreement: Wir nutzen unsere kollektiv produzierten Ideen im deutschsprachigen Raum, und er im Rest der Welt. Doch irgendwann kamen wir an einen Punkt, ab da war klar: Das stimmt für uns so nicht mehr. Wir haben das mit ihm verhandelt, und dann wurde beschlossen: Wir ändern jetzt die Reihenfolge der Autoren bei den internationalen Artikeln. Es wird nicht mehr immer Helm an erster Stelle stehen, sondern das rotiert. Jeder muss bei diesen Artikeln irgendwann mal an der ersten Stelle als Hauptautor stehen. Das war natürlich schwierig, weil nicht alle so gut und schnell geschrieben haben wie Helm. Ich konnte, glaube ich, zumindest was die Schnelligkeit betrifft, noch mithalten.[19]

GUNTHER Du hast am ehesten mithalten können.

FRITZ Bei dir hätte man immer, wenn du etwas mündlich erklärst, mitschreiben müssen. Das wäre wahrscheinlich einfacher gewesen.

---

17 Anmerkung von GUNTHARD WEBER Stimmt das?
18 GUNTHARD WEBER Das stimmt so nicht, zumindest nicht, was das manisch-depressive Projekt betrifft.
19 GUNTHARD WEBER Schnelligkeit als Qualitätsbeweis?

Aber irgendwie haben alle von uns das dann doch hingekriegt. Wir haben immer Zweierteams gebildet, sodass zwei gewissermaßen den Artikel schrieben, und die anderen überarbeiteten ihn dann. So wurde erreicht, dass jeder irgendwann mal als Hauptautor fungierte. Das war hinsichtlich der inneren Buchhaltung für das Team bzw. für uns als dessen Mitglieder ganz wichtig. Wir hatten eine Regel gefunden, wie man das hinkriegt. Und wir haben auch für andere Fälle Konfliktvermeidungsmechanismen entwickelt in diesem Team. Manchmal musste man z. B. ein Protokoll schreiben. Dann haben wir das dem Zufall überlassen und die Münze geworfen.

GUNTHER Mhm.

FRITZ Auf jeden Fall haben wir nicht versucht, sachliche Kriterien zu finden, sondern als höhere Macht das Schicksal in Form des Münzwurfs eingeführt.

Erfolgsrezept 5: Mehrhirndenken als kreativer, sozialer Problemlösungsprozess

Der Logik der Zirkularität folgend, geht es beim Mehrhirndenken um den Anschluss von einer Idee an die vorige, sodass letzten Endes der Kommunikationsprozess das Produkt ist und nicht mehr der Gedanke eines Gehirns. Unter Umständen erfordert ein solcher Prozess Regelungen für die Verwertung des gemeinsam Erschaffenen, weil sich die Urheberschaft nicht mehr eindeutig klären lässt.

Konstruktivismus als Schutz vor Orthodoxie

ANDREAS Ihr habt euch ja nicht nur in den eigenen Kreisen bewegt, sondern habt auch enorm viele Einflüsse von außen gehabt. Wen würdet ihr da nennen?

FRITZ Für mich war Paul Watzlawick der wichtigste. Der war aber nicht der wichtigste für die Heidelberger Gruppe, außer dass ich die durchaus für alle anderen auch anschlussfähigen Konzepte von Paul vertreten habe. Das hat aber weder bei Gunther noch bei Gunthard oder Helm irgendwelche Widerstände ausgelöst. Ich kam ja aus der Psychiatrie, aus der Anstaltspsychiatrie, und hatte da schon Kontakt zu Paul, und er war für mich weichenstellend. Seine Konzepte waren für mich die plausibelsten ... Wobei für mich zunächst die Anwendung auf Organisationen im Vordergrund stand. Anders hätte ich diese paar Jahre in einer großen psychiatrischen Anstalt mit 1.300 Patienten und zehn Ärzten nicht überstanden. Es waren die kommunikationstheoretischen Konzepte und auch die Paradoxiekonzepte, die für mich da zentral wurden. In Heidelberg war es dann gar nicht so, dass Dritte oder Vierte zu uns in die Gruppe gekommen wären. Aber Helm war, was unser Fach angeht, extrem gut vernetzt mit dem Rest der Welt. Das heißt, alle Leute kamen nach Heidelberg. Und Heidelberg war überall in der Welt durch *The Student Prince* bekannt. Alle wollten nach Heidelberg, es war auch eine touristische Attraktion. Also war es wahrscheinlich nicht nur, dass Helm sehr gute Beziehungen zu allen hatte, sondern auch, dass Heidelberg attraktiv war ...

Aber natürlich. Wenn Helm sie einlud, kamen sie alle: Iván Böszörményi-Nagy (ganz oft), Harold Goolishian, Lynn Hoffman, Norman Paul, Salvador Minuchin, die Mailänder (vor allem Cecchin und Boscolo sehr häufig) – wer immer Rang und Namen hatte oder interessante neue Methoden vertrat. Die beiden Mailänder Männer wurden im Hinblick auf den Einfluss ganz zentral für uns. Später habe ich mit Gunthard Weber und den beiden in Südtirol Weiterbildungen durchgeführt. Damals war es nicht so, dass sie direkt in unsere Gruppe hineingefunkt hätten, sondern wir saßen hinter der Scheibe, wenn sie in einem Workshop Familien interviewten. Wenn sie ihre Seminare abhielten, konnte jeder kommen. Der Seminarraum war relativ klein, was die Teilnehmerzahl begrenzte. Es waren daher eher intime Seminare. Es waren außer uns vielleicht noch 15 Fremde dabei. Da konnte man natürlich gut diskutieren, und es war schon spannend zu sehen, wie sich der Unterschied zwischen Theorie und Praxis darstellte. Besonders in Erinnerung ist mir z. B. der Workshop von Harold Goolishian. Von dem, was er theoretisch entwickelte, hätte ich jedes Wort unterschreiben können. Aber als er dann mit einer Familie arbeitete, war für mich offensichtlich: Er macht alles hundertprozentig anders als ich. Sehr interessant zu sehen, dass man aus derselben Theorie eine höchst unterschiedliche Praxis ableiten kann.

Andreas Es waren wahrscheinlich oft auch diese Praxisbeobachtungen, die euch den Unterschied zu den anderen Konzepten klargemacht haben. Kann man das so sagen?

Gunther Für mich gilt das garantiert. Ich bin ja eigentlich Volkswirt in meinem Erstberuf, und dann habe ich Familientherapie-Literatur in die Finger bekommen, die eine andere Sicht auf vermeintliche Pathologiephänomene hat. In meiner Ausbildung habe ich unter anderem eine Psychodrama-Ausbildung gemacht und Psychodrama-Gruppen geleitet, im Moreno Institut in Stuttgart. Das war generell eine Zeit mit enorm viel Aufbruch, wo alles Mögliche im Angebot war. Alle kamen hierher: Gestalttherapeuten, es gab Transaktionsanalyse, alles. Ich war fast jedes Wochenende irgendwo bei irgendjemandem. Dort konnte man dann aber sehen, dass zwischen dem, was die Leute schreiben und sagen, und dem, was sie dann tun, oft ein dramatischer Unterschied besteht. Das hat mich sehr früh dazu veranlasst, egal was ich gut fand in der Literatur, wenn es irgendwie ging, die Leute persönlich aufzusuchen. Das hat vieles aufgeklärt. In vielen Fällen konnte ich dann sehr viel besser nachvollziehen, was vielleicht noch offen war. Das hat mich dann überzeugt. Bei manchen Leuten war es gerade umgekehrt, zum Beispiel bei Harold Goolishian, wo ich gedacht habe: »Na ja, also was dann aus der Theorie so rauskommt in der Praxis …?«

Es war sehr hautnah. Daraus hat sich dann eine Art Haltung entwickelt: »Na ja, ich gucke mir die Theorie an und wie die in die Praxis übersetzt wird. Würde ich sie auch so übersetzen?« Sehr oft hatte ich den Eindruck: »Nein, da würde ich aus den gleichen Theorien ganz andere praktische Umsetzungsschlüsse ziehen.« Es war aber ein enorm fruchtbares Lernfeld. Was dabei ein ganz wichtiger Punkt für mich war – bei Fritz war das, glaube ich, gar nicht nötig, der war vorher schon so eingestellt –, ich habe für mich den Respekt neu entwickelt. Gianfranco Cecchin hat ja später ein Buch über Respektlosigkeit geschrieben.[20] Damit meint er nicht, dass man die Leute nicht respektiert, sondern dass man nicht ehrfürchtig vor ihren Ideen steht. Daraus habe ich für mich sehr klar entwickelt, dass ich mir die Sachen anschaue, interessant finde oder nicht, aber dann sofort anfange, kritisch zu prüfen, ob ich da Widersprüche erlebe und es stimmig finde. Und frage: Wie kann ich daraus wieder was Nützliches machen. Es ist sozusagen eine respektvolle Respektlosigkeit – so könnte man es nennen. Die hat sich da noch stärker entwickelt, als ich sie vorher schon hatte, und das war sehr hilfreich.

Fritz Das Theorie-Praxis-Verhältnis, das du angesprochen hast, finde ich ganz zentral. Mir ist aber noch etwas anderes wichtig. Das hat

20 Cecchin, G., G. Lane, W. A. Ray (1993): Respektlosigkeit. Eine Überlebensstrategie für Therapeuten. Heidelberg (Carl-Auer), 6. Aufl. 2021.

weniger mit den Stars zu tun, die bei uns auftraten, als mit unserer Kooperation. Es betrifft unsere gemeinsame Praxis. Ich weiß, dass du Bänder unserer Sitzungen verwendet hast, um hypnotherapeutische Modelle zu erklären. Und ich habe dieselben Bänder verwendet, um andere Aspekte der Theorie zu erklären. Das zeigt, dass man dieselbe Praxis auch für unterschiedliche Theorien verwenden kann. Das ist natürlich wiederum mit konstruktivistischen Konzepten gut zu vereinbaren.

GUNTHER Das stimmt. Gerade von dieser einen Familie, die du vorhin erwähnt hast, habe ich oft Ausschnitte gezeigt, wie zum Beispiel der Vater und auch andere in der familiären Kommunikation indirekte Tranceinduktionen gemacht haben. Das konnte man da wunderbar zeigen. Du hast natürlich andere Aspekte aus dem gleichen Material überzeugend ableiten können. Das ist doch faszinierend, finde ich.

FRITZ Das hat Offenheit für eine Vielfalt von Theorien geschaffen. Was ich am Konstruktivismus so schätze, ist, dass er einen vor Orthodoxie schützt und vor Normativität. Und mir scheint, dass es in der systemischen Szene starke normative Tendenzen gibt, die ich als vollkommen unhaltbar erachte. Ich will jetzt gar niemanden persönlich herauspicken, aber wenn in der Szene diskutiert wird, dann werden häufig theoretische Konzepte moralisiert. Ich finde es höchst problematisch, wenn man bestimmte Theorien nicht vertreten darf oder dass man eine bestimmte »Haltung« haben muss. Aus der Systemtheorie und dem Konstruktivismus kann man vielfältige Formen von Praxis ableiten. Das finde ich eigentlich das Geniale daran.

Unterschiedliche Perspektiven aus unterschiedlichen Biografien

FRITZ Ich glaube, ein Unterschied in unseren Perspektiven war, dass mich – und das mag damit zu tun haben, dass ich eine psychoanalytische Ausbildung hatte – das Individuum nicht so interessiert hat. Das mag jetzt widersprüchlich klingen. Ich habe jahrelang hinter der Couch gesessen, und da wird ja quasi das reale soziale System, in dem der Analysand lebt, weggedacht. Bestenfalls wird es durch die Brille dessen beobachtet, der da auf der Couch liegt. Mich hat aber das soziale System mehr interessiert als die Individuen. Mir scheint, als Hypnotherapeut versuchst du dich viel mehr auf die Denkmuster bzw.

die kognitiven und affektiven Muster des Betreffenden einzustellen, während mich viel mehr die Kommunikationsmuster interessieren, die Spielregeln der Kommunikation. Aber daraus resultiert kein Widerspruch, sondern es handelt sich um unterschiedliche Fokussierungen der Aufmerksamkeit, die sich sehr gut ergänzen. Deswegen war es für mich nie ein Problem in der Zusammenarbeit mit dir, Gunther, wenn du hypnotherapeutische Methoden angewendet oder eine etwas andere Fokussierung vorgenommen hast. Solange ich die andere Perspektive einbringen konnte und sie nicht zu kurz kam, war das vollkommen okay. Ich denke, das wurde auch der Ambivalenz zwischen Individuumorientierung und Systemorientierung gerecht. In Systemen, die personenorientiert sind, kannst du natürlich das Individuum und seine psychische Struktur nicht ungestraft wegdenken. Das war für mich eine wunderbare Kooperation. Du hast dich hierum gekümmert, ich habe mich darum gekümmert. Natürlich hast du dich schon auch um die Spielregeln gekümmert, und mich interessierte das Individuum schon *auch*. Aber wenn wir das klassifizieren wollen, dann haben sich unsere Interessen ergänzt, was nicht geplant war, aber sich irgendwie entwickelte.

Die eigene Paarbeziehung als Wegbereiter in die Familientherapie bei Gunther Schmidt

GUNTHER Da spielen natürlich auch immer biografische Hintergründe eine Rolle, in welche Richtung es geht, und auch persönliche Neigungen, die vorher schon da waren, oder persönliche Stile.

Ein Punkt, der mich unter anderen überhaupt in diese familientherapeutische Arbeit und auch nachher in die systemische Arbeit gebracht hat, waren die oben beschriebene Beziehungserfahrung und andere solche Erfahrungen. Die haben bei mir schon dieses Interesse geweckt. Ändern sich die systemisch-dynamischen Prozesse, kann das auf das Individuum anscheindend enorme Auswirkungen haben. Das haben wir zwar immer schon angenommen – später dann auch in der systemischen Arbeit –, aber es hat mich schon vorher fasziniert: Wie kann man sich das erklären?

Die ganzen Theorien, auch die individuumorientierten, waren natürlich anders. Da wurde eher davon ausgegangen: »Das ist inhärent in der Person. Die Person ist eben gestört.« Wenn man allerdings z. B. meine damalige Freundin, aber auch unzählige andere Menschen mit ähnlichen Entwicklungen, getroffen hätte, nachdem sich wichtige

Kontexte geändert hatten, wäre man nie auf die Idee gekommen, dass sie jemals eine sogenannte »Störung« erlebt hätten. Aber während der Kontext, den sie als so belastend erlebt hatten, noch anders war, haben sie so reagiert.

Dieses Wechselspiel hat mich immer fasziniert. Das fasziniert mich eigentlich bis heute: wie diese Prozesse aus dem System als Einladung – und nicht Ursache –, als massive Einladungsreize vom Individuum verarbeitet werden. Vielleicht auch, weil mir das geholfen hat, mit mir selbst und meinen Ambivalenzen besser umgehen zu können. Denn die zeigten sich schon in der Berufswahl. Erst mal bin ich Diplom-Volkswirt geworden. Den Beruf habe ich dann aber nicht weiter ausgeübt. Dann bin ich Mediziner geworden. Und was für eine Art von Mediziner bin ich geworden? Eigentlich auch kein so richtig »anständiger« Organmediziner, wenn man so will, sondern ein Psychosomatiker *(lacht)*. Manchmal sage ich im Spaß: »Wenn ich jetzt organmedizinisch auf jemanden losgelassen würde, das würde wahrscheinlich eher einer Körperverletzung gleichkommen.« Also irgendwie bewegt sich in mir als Person eine permanente Multivalenz, und mit der musste ich ja auch umgehen lernen.

Fritz Simons familientherapeutische Ausbildung in der eigenen Familie

Fritz Ich denke, dass Psychotherapeut eine pathologische Berufswahl ist. Das ist ja wahrscheinlich bei den meisten Berufswahlen so, wenn sie nicht wie in China vom Staat verordnet werden, wo dann bestimmt wird: »Du wirst Arzt« oder »Du wirst Automechaniker«. Falls man die freie Entscheidung hat, dürfte die Berufswahl fast immer irgendwas mit der jeweiligen Lebensgeschichte zu tun haben. Ich persönlich habe meine familientherapeutische Grundausbildung in meiner Familie erhalten.

Ich habe einen großen Bruder – einen sehr viel größeren Bruder –, den ich zusammen mit seinen Freunden und ihren Familien schon früh beobachtet und gewissermaßen »studiert« habe. Meine Herkunftsfamilie war auch ganz interessant und nicht wirklich pathologiefrei. Ich habe, als ich familientherapeutische Konzepte kennenlernte, immer gesagt: »Meine Mutter hat die Idee der schizophrenogenen Mutter erfunden«, denn ihr Kommunikationsstil entsprach dem, was da beschrieben wurde.

Ich bin relativ früh in eine Beobachterrolle gekommen und habe Kommunikationsmuster beobachten können. Wenn z. B. mein großer

Bruder sich mit meinem Vater gestritten hat, dann konnte ich das in Ruhe beobachten und die Dynamik verstehen, worin die Blödheit im Verhalten meines Bruders im Umgang mit meinem Vater und dessen mit ihm lag. Ich hätte vorhersagen können, dass dann, wenn die Familie gemeinsam in den Urlaub fährt, mein Bruder ganz sicher auf dem Bahnsteig eine Ohrfeige von meinem Vater bekommt.

(GUNTHER *lacht.)*

FRITZ Ich hätte wetten können. Ich weiß noch, wir fuhren mit Scharnow-Reisen – heute ist das alles TUI – an die Riviera, wir hatten die Reservierung für Plätze in einem Liegewagen – Wagen Nummer 34, Abteil 7 – und mein Vater sagte: »Der ist da vorne!« Und mein Bruder sagte: »Nein, der Wagen ist da hinten!« Und wenn dann der Zug kam und der Wagen dort war, wo mein Bruder gesagt hatte, dann konnte er es sich nicht verkneifen, triumphierend zu meinem Vater zu sagen: »Siehste, hab' ich dir doch gleich gesagt!« Und klatsch!, hatte er sich eine Ohrfeige gefangen *(lacht)*. Das Muster wiederholte sich mit kleinen Variationen über die Jahre.

(GUNTHER und ANDREAS *lachen.)*

FRITZ Solche Szenen gab es Hunderte und Tausende, man konnte die Spielregeln genau beobachten. Und ich habe offenbar schon mit sechs, sieben Jahren kapiert, dass familiäre Spielregeln ziemlich wichtig sind.

Erfolgsrezept 6: Systemische Theorie als gelebtes Leben

Die Logik des Lebens ist nicht die Logik der Sprache. Theorien können brillant formuliert werden. Gerade im Umgang mit sozialen Systemen und somit auch mit systemischen Theorien ist eine kritische Reflexion der eigenen Haltung jedoch unumgänglich.

Erfolgsrezept 7: Konstruktivismus als Schutz vor Orthodoxie

Normative Ideen können einerseits Orientierung geben, andererseits engen sie den Spielraum für unterschiedliche Möglichkeitsräume ein und können in weiterer Folge zur Moralisierung von Theorien führen. Die systemische Theorie erlaubt es, gleiche Beobachtungen vollkommen unterschiedlich zu erklären, was wiederum zu unterschiedlichen Zugängen in der Praxis führt.

Die »systemische« Wende – Kybernetik zweiter Ordnung

ANDREAS Die sogenannte Beobachterzentrierung hat es nicht von Beginn an so explizit gegeben. Ihr habt dann diesen Sprung miterlebt, als die Kybernetik zweiter Ordnung aufkam. War da für euch schon klar: »Das passt, und so habe ich es eh schon immer gesehen«, oder war das für euch auch kurz befremdlich, so eine neue Perspektive in die eher klassische Familientherapie hineinzunehmen?

GUNTHER Für mich war das ein entscheidender Wendepunkt in meiner eigenen inneren Orientierung. Das sind Ideen u. a. von Heinz von Foerster, die wir aufgegriffen haben. Der ist ja dann auch zu uns nach Heidelberg gekommen. In unserer Art der Familientherapie haben wir mit den Familien meistens so gearbeitet, dass wir die Kybernetik zweiter Ordnung überhaupt nicht beachtet haben. Ich hatte das Glück, dass ich von Anfang an dabei war, als Helm Stierlin nach Heidelberg kam und dann dieses witzigerweise sogenannte Institut für psychoanalytische Grundlagenforschung und Familientherapie aufgebaut hat. Es war eine Abteilung für Psychosomatik unter dem damaligen Leiter Professor Bräutigam. Dort herrschte implizit die Haltung: »Wir sind in einer Art Subjekt-Objekt-Trennung, und wir können beobachten, wie es da drüben wirklich ist.« Die Familien haben zum Teil ja auch so reagiert, als ob das gut wäre. Woraus wir linear-kausal geschlossen haben: »Aha, wir machen es richtig, und die reagieren jetzt positiv in irgendeiner gewünschten Weise, weil wir es so machen.« Von heute aus könnte man eher sagen, dass die Familien vielleicht gute Entwicklungen genommen haben, *obwohl* wir so gearbeitet haben. Diese Aspekte waren für mich auch in der Auseinandersetzung mit den Ansätzen von Milton Erickson wichtig. Das waren die Themen Kybernetik zweiter Ordnung und die Autopoiese-Konzepte von Maturana und Varela. Vorher ging unsere Sicht und auch z. B. die der Mailänder Gruppe in die Richtung, dass wir uns im Grunde gar nicht viel um die internalen Prozesse von Individuen kümmern müssen.

Zu dieser Zeit ging die systemische Entwicklung im deutschsprachigen Raum ja weitgehend von unserer Heidelberger Gruppe aus, wobei zu Beginn auch Klaus Deissler aus Marburg recht aktiv dabei war.

FRITZ Ich glaube, die Hamburger [Institut für systemische Studien] haben das Autopoiese-Konzept noch vor uns forciert, aber bei allem anderen, denke ich, waren wir schon ziemlich wichtig.

Gunther Ja, das stimmt. Damals gab es auch die Idee – und damit haben wir immer gearbeitet –, wir müssten uns gar nicht mehr viel mit dem Individuum beschäftigen. Denn das Individuum ist ja eingebettet in die Wechselwirkungen und die sogenannten Muster im System. Und wenn wir diese Interaktionsmuster ändern – oft sogar mit Formulierungen wie »Wir ändern die Interaktionsmuster«, also von einer Macher-Denkweise herkommend –, dann ändert sich das Individuum automatisch mit. Die ganzen Autopoiese-Konzepte zeigen dagegen ja vollkommen klar: Das ist Quatsch. Ein Individuum wird dadurch nicht gezwungen, denn es ist immer autopoietisch organisiert, und sein Erleben wird von innen heraus erzeugt. Natürlich gibt es eine gewisse Wahrscheinlichkeit, wenn die Interaktionsprozesse sich verändern, dass das Individuum darauf auch anders reagiert. Aber es gibt keine instruktiven Interaktionen, wie Maturana auch immer betont hat. Und da wurde für mich klar: »Verdammt, dann muss ich aber mein Denken jetzt doch ein bisschen relativieren oder verändern in die Richtung, wieder auch mehr die individuellen internalen Prozesse zu berücksichtigen!«

Das betrifft auch die Veränderung in der Verwendung des Begriffs des *Kontextes*. Ich weiß nicht, ob es anderen auch so ging, aber bei mir gab es in den ersten Jahren eher ein verdinglichtes Verständnis von Kontext, im Sinne von: »Aha, da ist der Kontext. Und dann ist dort der, der im Kontext drin ist.« Diese Verarbeitung des Kontextes lief völlig autonom. Dass aber der gleiche Kontext für x Leute ein völlig unterschiedlicher Kontext ist – auch in der Wirkung –, das war zwar implizit da, aber so richtig intensiv habe ich mich in diese Richtung nicht orientiert. Die Prozesse der Kybernetik zweiter Ordnung, die haben für mich – und ich glaube: nicht nur für mich – dann eine massive Änderung bewirkt.

Fritz Ich weiß, dass wir am Anfang auch noch viele Widerstände gegen diese Konzepte hatten. Denn wir steckten noch in der klassischen Subjekt-Objekt-Spaltung. Für mich ist der Kontext immer ein bisschen anders gewesen, denn ich bin ja auf diese ganzen systemischen Konzepte über Paul Watzlawick und seine Bücher gekommen, und das war in der Psychiatrie. Für mich war Kommunikationstheorie zunächst das Mittel, um die Organisation, in der ich arbeitete, zu verstehen …

Gunther Mhm.

FRITZ Als ich anfing, in der Psychiatrie zu arbeiten, war ich vollkommen frappiert von der Macht, die ich da hatte. Auf die hatte mich keiner vorbereitet. Ich konnte Leute niederspritzen, ich hatte immer mehrere dicke Männer in weißen Hosenanzügen in der Nähe, die jeden festbinden konnten, usw. In der Situation brauchte ich ein handlungsleitendes Modell. Natürlich haben meine Kollegen und ich auch dort die Familien mit einbezogen. Aber der Blick mit einer Systemperspektive auf die Familien war eher ein Abfallprodukt des Blicks auf die Organisation »psychiatrische Anstalt«. Danach habe ich unter anderem in der Medizinischen Hochschule in Hannover (MHH) gearbeitet. Zunächst als Stationsarzt, was insofern interessant war, als der Unterschied zwischen diesen beiden Organisationsformen für mich erlebbar wurde: die eher kustodiale Psychiatrie der Anstalt vs. die Sozialpsychiatrie der MHH, die *nur* über offene Stationen verfügte.

Spannend war für mich, dass die Medikation, die nötig war, um erregte Patienten ruhigzustellen, ganz unterschiedlich zu dosieren war. In der offenen Station musste ich das Sieben- bis Achtfache verordnen. In der MHH fungierten in erster Linie lauter nette junge Frauen als Schwestern, während in der geschlossenen Station der Anstalt diese dicken Männer in weißen Hosenanzügen für Ordnung sorgten. Dicke Männer in weißen Hosenanzügen reduzierten offenbar den Medikamentenbedarf. Das heißt – und ich habe das ausprobiert –, man konnte erregten Patienten in solch einem sozialen Kontext auch Kochsalz spritzen, und sie wurden ruhig. Die dicken Männer signalisierten deutlich: »Es hat eh keinen Sinn, sich zu wehren.« Sich zu unterwerfen und das zu tun, was einem ein »kleines Mädchen« sagt, das obendrein noch zehn Jahre jünger und drei Köpfe kleiner ist als man selbst, geht gegen die Ehre. Sich einer offensichtlichen Übermacht zu ergeben, hingegen nicht. Durch den Vergleich dieser Organisationsstrukturen habe ich viel über diese Art von Kontexten gelernt.

Eine Erfahrung aus der Inneren Medizin bleibt mir auch in Erinnerung. Es war in der Notaufnahme der Uniklinik Frankfurt im Nachtdienst. Die Sanitäter brachten einen Mann auf der Liege festgeschnallt in das Behandlungszimmer. Der Mann versuchte mit aller Kraft, sich zu befreien. Und er nuschelte immer etwas, was keiner richtig verstand. Mein Kollege wollte ihm zur Beruhigung hochdosiert Valium spritzen. Ich hatte irgendwie das Ohr in der Nähe seines Mundes und glaubte verstanden zu haben, dass er aufs Klo muss *(alle lachen)*. Wir haben ihn losgebunden, er ging pinkeln, und als er zurückkam, war er ruhig und brauchte kein Valium. Das war eins der banalen Erlebnisse, die mich für Kontexte sensibilisierten.

Und dann gab es in unserem Heidelberger Team eine merkwürdige Phase, in der wir sehr an den Mailändern und deren Methoden orientiert waren. Es hatte sich ein Art Orthodoxie eingeschlichen, nach der am Schluss jeder Sitzung eine Intervention »gegeben« und dann nicht mehr mit der Familie diskutiert wurde.

Im Rückblick erscheint die Striktheit, mit der das Setting gehütet wurde, eher komisch. Ich erinnere mich, dass ich in Darmstadt einen Vortrag gehalten habe, und bei der anschließenden Diskussion meldete sich eine Zuhörerin und sagte: »Ich war mit meiner Familie bei Ihnen in Therapie. Eine Frage: Rennen die Therapeuten immer noch direkt nach der Sitzung aus dem Raum, um nicht mehr mit einem zu sprechen?« Dieser Art der Intervention lag die Idee zugrunde: Man muss verhindern, dass die Intervention durch Diskussion aufgeweicht wird. Als ich in Heidelberg anfing, war das schon nicht mehr der Fall. Aber das zeigt die Entwicklung, dass man sich zunächst an irgendwelchen methodischen, orthodoxen, klaren Regeln zu orientieren versuchte, die dann langsam pragmatisch aufgeweicht wurden, soweit sie sich nicht als nützlich erwiesen haben.

Die Akzeptanz des *Autopoiese*-Konzepts war auch ein wichtiger, wenn auch zögerlicher Schritt. Ich weiß noch, dass ich damals aus privaten Gründen eine Zeitlang in Indien bleiben musste, und ich habe die Zeit genutzt, um Maturana zu studieren bzw. sein Buch zu lesen, mehrfach, denn es ist ja harte Kost.[21] Mein Exemplar ist von vorne bis hinten vollgemalt, mit Anmerkungen versehen, Fragezeichen, Ausrufezeichen. Was Maturana da schrieb, war zwar plausibel, aber irgendwie kamen wir aus diesen Ideen der Kybernetik erster Ordnung, wir könnten die Klientensysteme direkt steuern, nicht raus. Die Zusammenarbeit mit Heinz von Foerster lieferte für mich dann die zentralen Impulse.

Andreas Kannst du ein bisschen von der Zusammenarbeit mit Heinz von Foerster erzählen?

Fritz Ich habe ja ab Mitte der 1980er-Jahre jedes Jahr mit Paul Watzlawick und Heinz von Foerster in Palo Alto einen Sommerkurs des

21 Maturana, H. R. u. F. J. Varela (1987): Der Baum der Erkenntnis: Die biologischen Wurzeln des menschlichen Erkennens. Bern/München/Wien (Scherz).

MRI abgehalten, vierzehn Tage lang. Heinz hat dort sehr überzeugend die Kybernetik zweiter Ordnung dargestellt und vertreten. Wie die Teilnehmer dieses Kurses habe ich mich sofort in ihn verliebt, weil er alles so locker und entspannt darstellte. Mir wurde klar, dass man viel weniger verkrampft durchs Leben geht und in unserem Gewerbe arbeitet, wenn man nicht von der Idee der instruktiven Interaktion getrieben wird. Denn dann bleibt die Verantwortung für jede Art der Veränderung beim Patienten- oder beim Kundensystem. Es liegt bei ihnen, was sie aus dem machen, was man ihnen als Umdeutungen oder andere Interventionen anbietet. Deswegen passen solche Begriffe wie »Einladungen senden« oder »Angebote machen«, wie Gunther sie verwendet, sehr gut. Ich spreche auch immer nur von Beziehungsangeboten, die man macht. Der andere muss sie ja annehmen, damit eine bestimmte Art der Beziehung zustande kommt. Das entlastet den Therapeuten oder Berater von Verantwortung und eröffnet ihm einen großen Freiraum, der durch jede Form von Orthodoxie eingeengt wird. Der Schritt zur Kybernetik zweiter Ordnung besteht ja darin, den Beobachter und seinen Einfluss auf das, was beobachtet wird, mit einzubeziehen. Eigentlich verwunderlich, dass man da nicht schon früher draufgekommen ist. Gut, man kann sagen, in der Psychoanalyse finden wir etwas Ähnliches, wenn Übertragungs-/Gegenübertragungsreaktionen reflektiert werden. Aber auch da werden die beobachteten Phänomene kausal immer noch dem Analysanden zugeschrieben und nicht auch dem Analytiker. Berater und Beratener, Therapeut und Klient bzw. Klientensystem erschaffen gemeinsam das Beratungssystem – als Kommunikationssystem. Ein Kollege aus Heidelberg hat einmal gesagt: »Letztlich findet man immer die selbst versteckten Ostereier.« Wenn man sich dessen bewusst ist, landet man bei der Frage: »Welche Ostereier will ich verstecken?« Und da sind dann die Methoden der Hypnotherapeuten ganz großartig für das Verstecken von Ostereiern.

GUNTHER Genau.

Wie lernt man »systemisches Beobachten«?

ANDREAS Meine Beobachtung ist, dass Einzeltherapeuten dieser Perspektivwechsel enorm schwerfällt. Und ihr seid doch auch eher phänomenologisch orientiert ausgebildet worden. Habt ihr das dann irgendwie geübt?

FRITZ Was Gunther so über seine Ambivalenzen in dieser Hinsicht beschreibt, das kann ich auch beschreiben. Während ich in der Psychiatrie gearbeitet habe, habe ich auch die psychoanalytische Ausbildung gemacht. Und immer, wenn ich da drinsaß, habe ich gedacht: »Na ja, die behandeln hier alle nur orgasmusgestörte Lehrer. Ich habe die richtigen Psychotiker.« Und wenn ich in der Psychiatrie mit den Kollegen saß, überwiegend biologisch orientierten Psychiatern, habe ich mir gesagt: »Na ja, in der Psychoanalyse, da schauen wir auf das, was wirklich relevant ist.«

Aber eigentlich war meine Position etwas Drittes. Diese Offenheit für unterschiedliche Perspektiven, ohne sich zu sehr mit einem Modell zu identifizieren, das war schon angelegt. Wir haben das nicht explizit geübt, aber implizit haben wir es praktiziert. Wenn da vier Leute sitzen, die unterschiedliche Perspektiven einbringen, und man erst einmal so weit ist, dass man die anderen nicht für Idioten hält ... Der Startpunkt ist ja meistens, dass man die anderen für Idioten hält und sich selbst für den Schlausten. Wenn aber deutlich wird: »An der anderen Sichtweise ist was dran«, dann realisiert man, dass unterschiedliche Perspektiven relevant sind oder sein können. Man vermeidet auf diese Weise diese Wer-hat-Recht-Streitigkeiten. Die Teamarbeit, glaube ich, war unser Trainingsfeld. Und die theoretischen Überlegungen – Autopoiese, die Unmöglichkeit der instruktiven Interaktion usw. – kamen erst hinterher dazu und haben gut zu dem gepasst, was wir eh schon praktizierten.

GUNTHER Das würde ich auch so sagen. Gezielt geübt haben wir das sicher nicht. Aber es ist natürlich schon hilfreich, dieses Setting mit zwei unterschiedlichen Beobachtungsverfahren – vor der Einwegscheibe, hinter der Scheibe, mehrere Beobachter – war ja immer ein ganz wichtiger Teil des Vorgehens, diese unterschiedlichen Perspektiven wieder zusammenzuführen und dadurch eine Metaperspektive zu entwickeln. Selbst wenn wir das im Prozess nicht so genannt haben, war das irgendwie logisch, klar. Was dann sicherlich weiter dazu geführt hat, war, dass wir mit diesen Settings experimentiert haben. Aber nicht im Sinne einer Übung. Das hat sich auch aus Forschungsneugier entwickelt.

Ursprünglich war das ja so – und das gab es bei uns sogar noch in den technischen Anlagen: Am Anfang, z. B. bei Jay Haley und solchen Leuten, gab es ein Zwei-Kammer-Verfahren, aber mit Telefon. Da war hinter der Scheibe ein Telefon und vor der Scheibe, im Beratungsraum, auch eines. Das hatten wir auch – das haben wir aber sehr schnell völlig aufgegeben. Kein Mensch hat das genutzt. Es wurde deutlich: Wer vor der Scheibe sitzt, der wartet schon immer drauf, wann jetzt der nächste Telefonanruf kommt. Das hat also nur hinderlich gewirkt. Am Anfang haben wir es dann so gemacht, dass zwei Leute erst mal die ganze Sitzung abgehalten haben – und dann hinter die Scheibe in eine Pause gegangen sind. Mit der Zeit haben wir mit immer weiteren Aspekten experimentiert. Dass zum Beispiel jemand von den Leuten hinter der Scheibe angeklopft, kurz den Kopf reingesteckt und gesagt hat: »Also, Leute, wir haben jetzt gerade überlegt, warum fragt der nicht das oder das?« Oder: »Merkt er eigentlich nicht x, y oder z?« Und dann ging es wieder weiter. Diese Erfahrung, das waren die Vorläufer vom *Reflecting Team*, was nachher dann Tom Andersen vorgeschlagen hat. In gewisser Weise hatten wir solche Vorläufer auch schon immer. Da kamen dann die Leute von hinter der Scheibe richtig herein und haben mit denen vor der Scheibe im Beisein der Familie diskutiert. Und dann gingen sie wieder raus, und es ging weiter.

Andreas Was hatte das für eine Wirkung auf die Familien?

Gunther Da konntest du jedes Mal sehen, dass sich durch solche Einflüsse die Dynamik zwischen den Beratern oder Therapeuten und der Familie blitzschnell wieder geändert hat. Es gab praktisch ständig dynamische Veränderungen, die diese Sichtweise der Subjekt-Objekt-Trennung immer mehr als fragwürdig erlebbar gemacht haben. Es ist einfach Quatsch: Eben hat sich die Familie noch so verhalten, und man hat gedacht: »Aha, so *ist* die Familie«, und dann kommt jemand rein, redet ein bisschen herum, und plötzlich zeigt sich eine andere Familie, obwohl sie noch ähnlich aussieht. Da kommt man, ob man will oder nicht, auf die tendenziellen Überlegungen, die natürlich konzeptuell so wunderbar von Heinz von Foerster als *Kybernetik zweiter Ordnung* definiert wurden.

Fallbeispiel: Therapie als Schachspiel

Gunther Übrigens, wo du das sagst mit dem »Rennen die Therapeuten immer noch raus bei euch?«, da fällt mir ein: Es zeigt noch mal, wie die Interaktion vorher war – auch in der systemischen Arbeit. Systemisch ist nicht unbedingt systemisch. Das ist nicht das Gleiche.

Das kann man völlig unterschiedlich machen. Das sieht man heute noch. Es gibt heute noch genügend Systemiker, die zwar von *Kybernetik zweiter Ordnung* reden, aber wenn man dann schaut, was sie machen, ist das überhaupt nicht so.

Ich erinnere mich, da war ich *(lacht)* ... Satuila und ich waren damals Supervisoren in so einer Einwegscheiben-Situation. Da war eine Familie, zehn Leute, die kamen aus unterschiedlichen Richtungen.

Das war noch in der Zeit, als man an *Paradoxon* und *Gegenparadoxon* glaubte. Die Idee war damals: Die Familie braucht die Symptome für ihre Homöostase und gibt uns deswegen paradoxe Aufträge. Nach dem Motto: »Ändere es sofort, aber wehe, wenn du es änderst, dann kriegst du gleich eine vor den Latz, und dann müssen wir noch pfiffiger gegenparadöxeln.« – Eigentlich stand dahinter eine Kampfmetapher und immer noch so eine Idee, dass wir von außen die Familienmuster *aushebeln, Muster aushebeln, Muster durchbrechen könnten*. Wenn man diese Literatur liest, begegnen einem viele solcher Metaphern. Es ist sehr spannend zu sehen, welches Beziehungsverständnis diese Metaphern ausdrücken. Und dann gab es diese denkwürdige Situation, da hat ein Kollege – ein sehr erfahrener Familientherapeut aus der Psychiatrie – mit der Familie gearbeitet. Wir haben dann Pause gemacht, er kam zurück, wir haben miteinander überlegt und haben ihm eine Intervention angeboten, aber gleich mit auf den Weg gegeben – das war noch in der Zeit mit dem Rausrennen –: »Pass auf, du gehst rein, du lieferst die Intervention ab, und dann gehst du *sofort* raus, weil die Intervention das Muster ja durchbrechen und so durcheinanderbringen soll.« Wie man später in der Maturana'schen Terminologie sagte: Wir *perturbieren*.

Also gut. »Aber dann musst du sofort rausgehen, denn die haben sicher sofort das Bestreben, die Irritation durch die Intervention rückgängig zu machen und die alte Homöostase wieder herzustellen.« Er sollte dann eine Folgesitzung zwei, drei Monate später anbieten. Der Kollege ging rein – wir fieberten hinter der Scheibe *(lacht)* –, er lieferte die Intervention ab, und wir: »Ja, genau, richtig, und jetzt steh auf, steh auf!« Und der Kollege stand auf und sagte: »Also, dann wollen wir empfehlen: eine Folgesitzung in zwei Monaten. Wiedersehen!«, und er war auf dem Weg zur Tür.

Was macht die Mutter – in unserer Denkweise natürlich die Oberwächterin der Homöostase? Die stellt die heimtückische Frage: »Ja, vielen Dank, Herr Doktor. Das haben wir jetzt schon verstanden. Aber wer soll denn mitkommen?« Wir hinter der Scheibe: »Um Gottes Willen! Das ist schon der erste Versuch, die alte Homöostase herzustellen *(lacht)* und die wunderbare Intervention kaputtzumachen.« »Sag ja nichts«, haben wir gefiebert, »geh raus!« Man konnte richtig die Ambivalenz in Bewegung sehen beim Kollegen. Eigentlich war es ja eine triviale Frage und naheliegend, klar. Aber es könnte ja schon die Homöostase wiederkommen. Also hat er gesagt: »Hmm, hmm, hmm«, und dann hat er noch mal ganz schnell gesagt: »Ich kann mich nur wiederholen: die bilanzziehende Sitzung in zwei Monaten. Wiedersehen!«, und ist die nächsten ein, zwei Meter gelaufen. Kaum war er weiter – aber er war noch nicht bis zur Tür gekommen –, sagte die Mutter: »Na schon, Herr Doktor, aber *wer* soll jetzt mitkommen? Das habe ich immer noch nicht verstanden.«

Und so ging das zwei, drei Mal, und schließlich, mit dem Türgriff in der Hand, sagte er: »Ich kann nur sagen: die bilanzziehende Sitzung in zwei Monaten. Wiedersehen!« Wumm! Dann war er raus *(lacht)*. Und die Familie war ein bisschen kataleptisch. Aber wir hinter der Scheibe haben gejubelt: »Ja! Ja! Genau!« – Das war das Denken damals ... Ein eigentlich rührendes, antagonistisches Schachspielmuster. Und so habe ich übrigens Mara Selvini Palazzoli – viel mehr als Luigi Boscolo und Gianfranco Cecchin – erlebt: dass die eher von so einer Art Schachspiel-Kampfhaltung der Familie gegenüber ausging, und dass das natürlich – aus meiner Sicht – eine sehr ungünstige Beziehungsdynamik gebracht hat, die eben genau das, was man heute so wertvoll findet, nicht berücksichtigt.

Transparenz und Plausibilität in Therapie und Beratung

Andreas Diese Schachspiel-Kämpfe bauen ja auf einer Intransparenz auf. Wie geht ihr mit dem Thema um?

Fritz Ich glaube, was immer ein Berater oder Therapeut macht, muss einigermaßen plausibel für den Kunden sein. Ob man den Begriff jetzt Intervention nennt oder nicht – ich glaube, Intervention ist ein ganz guter Begriff, aber das heißt natürlich nicht, dass ich die Autopoiese meines Kundensystems leugne. Klar, in der Arzt-Patient-Beziehung sagt man: »Nimm die rote Pille und die grüne dreimal täglich!«, und man erklärt nicht die biochemischen Mechanismen. Womöglich hat man sie ja selbst nicht verstanden, sondern nur den Beipackzettel gelesen. Aber im Bereich von psychotherapeutischen Interventionen kann man erwachsenen Menschen nicht irgendwas vorschreiben wie ein Rezept. Man muss immer davon ausgehen, dass man es mit intelligenten, eigenverantwortlich handelnden Leuten zu tun hat, die gute Gründe brauchen für das, was sie tun. Insofern muss man immer plausibilisieren, was man vorschlägt. Das mag auch mal *Instant Science* sein, dass man sich eine Begründung ausdenkt. Aber es muss immer anschlussfähig an das Weltbild der Beteiligten sein, sonst wird das nicht gemacht. Was diese paradoxen Interventionen angeht, wie sie die Mailänder Gruppe ursprünglich mal in ihrem Buch *Paradox und Gegenparadox* vertreten hat und die ja sehr populär waren, so gibt es meines Wissens in der gesamten Literatur nur zwei. Oder eigentlich nur eine in der Literatur, und eine zweite, von der ich weiß. Das eine Beispiel hat Paul Watzlawick aus einer Gruppentherapie beschrieben: Ein Teilnehmer erklärt, er könne anderen Leuten gegenüber nicht nein sagen. Darauf verlangt der Leiter von ihm: »Geh jetzt rum und sag zu jedem, der was von dir will: Nein.« Dadurch gelangt der betreffende Teilnehmer in eine pragmatische Paradoxie. Entweder er macht das, was von ihm verlangt wird, dann durchbricht er das Muster, indem er den anderen Teilnehmern gegenüber Nein sagt. Oder er macht es nicht, dann durchbricht er das Muster auch, indem er dem Gruppenleiter Nein sagt. Das ist wirklich eine paradoxe Intervention. Sonst wird mit diesem Begriff eigentlich ja nur gemeint, dass man als Berater oder Therapeut etwas Ungewöhnliches oder Unerwartetes macht.

Fallbeispiel: Paradoxe Intervention

FRITZ Die zweite wirklich paradoxe Intervention stammt von Gunther und mir – und auf die bin ich auch richtig stolz; sie ist bislang noch nicht publiziert. Es war in den Zeiten von »Paradox und Gegenparadox«, als eine Mutter aus Norddeutschland an uns folgendes schrieb: »Wir sind eine Familie mit einem schwierigen Sohn. Wir haben das Buch *Paradox und Gegenparadox* gelesen und sind überzeugt, dass wir eine paradoxe Intervention brauchen.«

GUNTHER Jajaja! *(lacht)*

FRITZ Wir haben die Sitzung wie üblich abgehalten und dann eine Pause gemacht. Der Sohn schien uns wirklich sehr wacklig. Wir haben ihn für psychosegefährdet gehalten. Er studierte, glaube ich, Jura, was an sich ja noch keine Psychosegefährdung zur Folge hat. Aber er war in seinem ganzen Kommunikationsstil sehr diffus und konfus. In der Pause fiel uns wieder ein, was die Mutter geschrieben hatte. Jetzt waren wir im *bind*. Die Familie erwartete eine paradoxe Intervention. Was immer wir sagen würden, würde möglicherweise als paradoxe Intervention interpretiert. Wir sind dann auf folgende, wie ich finde, geniale Idee gekommen: Wir sind zurück in die Sitzung und haben gesagt: »Sie wollten ja von uns eine paradoxe Intervention. Wir konnten uns aber nicht einigen, ob wir Ihnen eine paradoxe Intervention geben sollten. Und da wir uns nicht einigen konnten, macht jeder von uns das, was er für richtig hält. Also, Herr Schmidt gibt Ihnen eine paradoxe Intervention, und ich sage Ihnen, was wir wirklich meinen.« Es kann auch umgekehrt gewesen sein, ich weiß nicht mehr, wem wir welche Rolle zugeschrieben hatten. Und dann haben wir beide dasselbe gesagt. Wortgleich!

Gunther Jaja!

Fritz Wenn wir das auf der Metaebene betrachten, dann haben wir Unentscheidbarkeit in die Kommunikation eingeführt. Es war nun nicht mehr entscheidbar, was »echt« oder »paradox« war. Und darum geht es bei paradoxen Interventionen eigentlich: Sie produzieren Unentscheidbarkeit, sodass entschieden werden muss. Das ist ganz im Sinne von Heinz von Foerster, der damit meint, dass die »richtige« Entscheidung nicht berechenbar ist. In der Woche drauf geschah dann etwas, womit wir natürlich nicht gerechnet hatten. Die Mutter unterschlug bei ihrem Arbeitgeber 70.000 D-Mark und brannte mit einer Freundin nach Südspanien durch. Der Sohn wurde nicht psychotisch, sondern wurde in seinem Kommunikationsstil sehr klar, zog bei den Eltern aus und in eine eigene Wohnung. Der Vater versuchte einigermaßen hilflos, seine Frau zurückzukriegen, aber ohne Erfolg. Der Sohn meldete sich dann noch mal bei uns, studierte unbehelligt weiter und beendete das Studium mit dem Staatsexamen. Die Mutter ist, wenn ich mich recht erinnere, nach zwei Jahren, als die 70.000 D-Mark verbraucht waren, wieder in die Familie zurückgekommen, und alle waren froh vereint. Der Arbeitgeber hatte sie nicht angezeigt, was interessant ist. Unsere These war, dass es sich wahrscheinlich um Schwarzgeld gehandelt hatte, und sie hat sich nur den Anteil genommen hat, der ihr nach ihrer Meinung zustand. Auf jeden Fall zeigt das einmal mehr, wie autopoietische Systeme reagieren. Das alles war nicht wirklich vorhersehbar, aber es dürfte irgendwas mit unserer Intervention zu tun gehabt haben.

GUNTHER Nein, das kann man nicht vorhersehen. Aber ich erinnere mich gut. Eigentlich war das wieder eine systematische Nutzung des Autopoiese-Verständnisses, denn was die Klienten daraus machen, das machen sie ganz eigenständig, und die Verantwortung ist damit zurückgegeben. Das finde ich eben gerade so brillant. Schön, dass du dich daran erinnerst. Ja, das war was ...

FRITZ Unentscheidbarkeit ist aus meiner Sicht eine wichtige theoretische Figur in der Systemtheorie. Und wir haben das wohl in keiner anderen Intervention so auf den Punkt gebracht. Alle drei Familienmitglieder haben ihre Entscheidungen getroffen, und langfristig gesehen ist das gut ausgegangen, was natürlich auch nicht vorhersehbar war.

Verdinglichung systemischer Konzepte

GUNTHER Ich will noch mal anknüpfen an die Idee der Kybernetik zweiter Ordnung und betonen, dass das auch heute keineswegs überall verstanden und umgesetzt wird. Gerade auch unter Systemikern muss man da immer kritisch sein. Du kannst natürlich auch ein systemisches Konzept verdinglicht als Machtinstrument anwenden. Das passiert nicht selten.

Aus einer Supervision habe ich Informationen über eine Institution, die sich als systemische Organisation definiert. Da kommen von der Leitung ständig irgendwelche – zum Teil massiv abwertende, intransparente, völlig widersprüchliche – Interventionen gegenüber den Mitarbeitern. Wenn aber zum Beispiel die betroffenen Mitarbeiter dann versucht haben, das zu reflektieren, und sagten: »Also, hört mal, das ist unstimmig« oder: »Das ist gerade ein Widerspruch zu dem, was du vorher gesagt hast« oder: »Das behindert oder kränkt mich massiv, das entspricht nicht unseren Vereinbarungen«, dann ging das in den Antworten – so kann man Konstruktivismus auch als Machtinstrument einsetzen – tendenziell immer in die Richtung: »Na ja, das ist halt deine Konstruktion. Du musst mal überlegen, was du daraus für eine Konstruktion machst. Mit mir hat das nichts zu tun. Das ist eine Konstruktion von dir.«

Das ist sozusagen das Gegenteil von Kybernetik zweiter Ordnung: ein vollkommen verdinglichter Anwendungsvorgang konstruktivistischer Konzepte. Das findet man sehr häufig, und es ist mir wichtig, das noch mal zu betonen: Ich fand an unserer Zusammenarbeit immer auch wertvoll, dass wir als eine Schlussfolgerung hatten: Wir müssen unsere eigenen Beiträge ständig kritisch hinterfragen und reflektieren und auch das, was wir zu gewissen Entwicklungen beitragen, unbedingt kritisch anschauen.

Die Autopoiese-Konzepte erlebe ich bis heute oft so verwendet, dass man sagt: »Ja, man kann ja nur perturbieren, aber eigentlich macht das ja alles die autonome innere Selbstorganisation der Person, also ist die allein für alles verantwortlich.« Das sehe ich ganz klar nicht so! Natürlich ist jeder für seine inneren autonomen Gestaltungen verantwortlich, aber – dafür finde ich dann wieder die Luhmann'sche Sicht ganz gut – das ist natürlich eingebettet in Umwelten, und die Art der Umwelt hat natürlich eine massive Einladungskraft. Die kann niemand zwingen, aber es ist doch klar: Wenn ich im Hagel rumlaufe, werde ich andere innere Selbstorganisationsprozesse abrufen, als wenn ich in der Sonne rumlaufe, obwohl ich nicht gezwungen bin, das zu tun. Das auf systemische Prozesse zu übertragen, auch auf systemische Institute und auf systemische Organisationen, das finde ich eine enorm wichtige Aufgabe, auf die ich immer wieder versuche hinzuweisen. Insofern ist es keineswegs nur die alleinige Verantwortung der anderen Seite, was die aus ihren Konstruktionen macht, sondern eben auch die Verantwortung derer, die die Umwelt für diese Reaktionen bieten. Man kann zwar keine instruktiven Interaktionen mitgestalten, sehr wohl aber destruktive, und für diese Beiträge hat der »Sender« der Botschaften die Verantwortung, nicht der Empfänger. Bei der Sitzung von Fritz zum Beispiel, wo diese Frau 70.000 D-Mark klaut, ist das ihre Verantwortung. Aber wir haben ihr eine bestimmte Umwelt angeboten. Da würde ich heute noch genauso mitmachen mit Fritz wie damals. Das fand ich einfach brillant.

Aber in anderen Kontexten, zum Beispiel in Organisationen, da wäre es schon immer wichtig, dass wir uns sehr kritisch mit unseren eigenen Beiträgen, die Umwelt für andere werden, beschäftigen und das nicht zurückdelegieren im Sinne von: »Na ja, das ist halt die Realitätskonstruktion von dir.« Ich erlebe das sehr häufig – durchaus auch in systemischen Weiterbildungsinstituten –, dass das so praktiziert wird und dass damit konstruktivistische Konzepte elegant verdinglicht werden.

Fritz Systemtheoretisch kann man dazu natürlich sagen: Die Überlebenseinheit ist immer ein System und seine relevanten Umwelten.

Und in dem Moment, wo man mit dem arbeitet, ist man eine relevante Umwelt. Und das, was Gunther eben gesagt hat, würde ich immer auf die Formel bringen: Es gibt keine instruktive Interaktion, aber es gibt sehr wohl destruktive Interaktion. Das heißt, man kann Systeme kaputtmachen.

GUNTHER Ja, klar.

FRITZ Das beginnt bei den Organismen. Du kannst jemanden erschießen. Dann ist das eine destruktive Interaktion. Selbst wenn du ihn vorher vor die Alternative stellst: »Geld oder Leben.« Auch dann ist es immer noch seine Entscheidung – autopoietisch, strukturdeterminiert –, ob er dir das Geld gibt. Aber du engst seinen Freiraum ein, und die Wahrscheinlichkeit, dass er dir dann doch lieber sein Geld gibt statt Geld *und* Leben ist hoch. Es sei denn, es ist ein wirklich sehr autoritätsaversiver Mensch, der sich dann lieber erschießen lässt. Aber natürlich – zu schlicht darf man das nicht sehen. Wenn ich eine Umwelt kreiere und diese Umwelt mit einer gewissen Wahrscheinlichkeit zu gewissen Reaktionen bei dem betreffenden System führt, dessen Umwelt man da verändert, so übe ich Macht aus. Es geht bei dem, was man tut, also nicht um Beliebigkeit und Verantwortungslosigkeit, sondern man muss sich selbst mitdenken und die Frage stellen: Welche Ostereier verstecke ich gerade?

ANDREAS Woran liegt es, dass das selbst in systemischen Kreisen noch ein Thema ist?

FRITZ »Systemisch« ist kein geschützter Begriff, und es gibt inzwischen viele Leute, die sich Systemiker nennen. Ein Kollege aus Heidelberg hat mal gesagt: »Viele Leute denken, systemisch ist, wenn alles mit allem zusammenhängen tut. Mit Betonung auf tut.« Es finden sich in jedem Praxisbereich ziemlich viele unterkomplexe Modelle. Aber mir scheint, wenn sie zu dem betreffenden Akteur passen und ihm helfen zu handeln – so what?

GUNTHER Ich habe es sogar in unseren eigenen Kreisen schon erlebt, dass mir metaphorisch die Pistole auf die Brust gesetzt und gesagt wurde: »Pass auf, ich erwarte jetzt von dir, dass du nicht mehr mit Fritz und mit Gunthard redest und Kontakt hast, sonst können wir nicht mehr Freunde sein.« Von einem ausgewiesenen, renommierten Systemiker! Und ich habe dann halt gesagt: »Ah ja, schade, offensichtlich sind wir dann keine Freunde mehr.« Aber du siehst, das ist ein systemisch eloquenter Systemiker in allen Fasern, das ändert nichts an solchen Verhaltensweisen oder Positionen.

Selbsterfahrung und praxisnahe Theorien

ANDREAS Gunther, du hast vorher erwähnt, dass für dich internale Prozesse immer schon sehr wichtig waren, was dich auch zu Milton Erickson geführt hat. Und Fritz hat ja Psychoanalyse gemacht. Kann man das so sagen, dass euch beide Selbsterfahrung, also die Auseinandersetzung mit dem eigenen psychischen System, immer immens interessiert hat?

GUNTHER Ja, das ist sicherlich auf unterschiedliche Art so. Bei mir ist es – ich kann jetzt nur von mir reden – bis heute eine zentrale Antriebsfeder. Viele Interventionen, die ich im Rahmen der hypnosystemischen Konzeption entwickelt habe, habe ich oft erst mal an mir selbst ausprobiert und dann entdeckt: »Ah, da müsste ich noch das beachten oder das oder das.« Das ist eigentlich ein kontinuierlicher Selbsterfahrungsprozess. Für mich war das eigentlich immer das Faszinierende an der ganzen Psychotherapie.

Wie Fritz zu Recht sagt, ist das eine merkwürdige Berufswahl. Und ich sage oft auch, diese ganzen systemischen Weiterbildungen sind für viele Leute Nachzertifizierungen. Die haben schon mit fünf – meistens in ihrer Familie, z. B. als trianguliertes, parentifiziertes Kind – angefangen, haben aber noch kein Zertifikat gekriegt. Und jetzt machen sie halt eins.

Für mich ist Theorie sehr, sehr faszinierend und wichtig, aber eigentlich immer vor allen Dingen mit dem Aspekt: Wie kann ich daraus praktische Interventionen ableiten? Das ist für mich das Hauptinteresse an der Theorie.

FRITZ Da sind wir uns auch einig. Ich habe Theorie immer nur als ein Mittel zum Zweck verstanden. Und da muss man halt prüfen: Welche Theorie eröffnet am meisten Handlungsmöglichkeiten? Mir persönlich liegen eben diese abstrakten Theorien, weil sie fast überall anwendbar sind. Am ökonomischsten schien mir stets ein sehr abstraktes Beobachtungsinstrumentarium. In dieser Hinsicht ist die Systemtheorie einfach wunderbar. Man kann sie in der Biologie anwenden, in der Psychologie, in der Soziologie. Sogar Atomphysik kann man mit ihrer Hilfe betreiben, was nun nicht mehr wirklich in meinem Interessenbereich liegt.

Die Systemtheorie ist wie die Grundrechenarten überall anwendbar, und man braucht sie überall. Sie ist abstrakt – und das ist für viele Leute ein Problem –, aber aufgrund dieser Abstraktheit kann sie mit unterschiedlichen Inhalten gefüllt werden. So wie man die Grundrechenarten anwenden kann, um Äpfel oder Birnen, aber auch Geld oder Flüchtlinge oder Corona-Tote zu zählen.

Was die verschiedenen praktischen Methoden angeht, habe ich natürlich auch – das hat jeder damals gemacht – Erkundungsreisen zu unterschiedlichen Methoden gemacht, d. h. mich ihnen ausgesetzt. Ob das Transaktionsanalyse bei Fanita English und Gestalttherapie bei Hilarion Petzold oder Adler'sche Analyse war – und was weiß ich alles. Und natürlich Gruppendynamiktrainings. Die finde ich immer noch die beste und wichtigste Form der Selbsterfahrung, wichtiger als jede Einzelselbsterfahrung. Denn in diesem Setting kannst du studieren, wie ein soziales System sich entwickelt. Vom ersten Moment, wo es in einer Stunde Null startet, bis zum Ende, bis es sich auflöst. Das ist dann zwar ein Interaktionssystem, bei dem die Face-to-Face-Kommunikation die Strukturierung des Systems steuert, aber viele der Regularitäten und Probleme, die dort entstehen und gelöst werden müssen, müssen generell in sozialen Systemen gelöst werden. Insofern gibt es, meiner Meinung nach, kein besseres Weiterbildungsinstrument für Therapeuten und Berater als Gruppendynamiktrainings. Auch das muss ich allerdings ein wenig relativieren: Es hängt natürlich davon ab, was für ein Trainer oder was für eine Trainerin diesen Prozess begleitet. Ob er oder sie seine Aufmerksamkeit überwiegend auf Individuen zentriert oder auch normative Vorstellungen davon hat, wie eine Gruppe sich entwickeln sollte, oder ob er oder sie systemtheoretische Konzepte verwendet. Das macht jeweils einen großen Unterschied.

Gunther Da geht es mir ähnlich wie Fritz. Ich möchte auch in der hypnosystemischen Arbeit, wenn ich versuche, den Leuten Inhalte zu vermitteln, das immer sehr klar von theoretischen und strukturierten Konzepten ableiten. Das Interessante ist aber, dass ich bei vielen Leuten in der Weiterbildung erlebe, dass sie an diesen Theorien gar nicht so sehr interessiert sind. Das schmerzt mich manchmal. Das sind oft Teilnehmer, die eher toolorientiert – ich glaube, Matthias Ohler hat das mal als Erster gesagt: »tooliganartig« vorgehen. Ein Tool nach dem anderen. Aber die Metazusammenhänge, wo man die stringent ableiten kann – und die werden natürlich aus der Theorie abgeleitet –, das ist schwer zu vermitteln. Das ist wirklich interessant, wie viele Leute daran offensichtlich nicht interessiert sind. Bedauerlicherweise, aus meiner Sicht. Ich weiß nicht, wie du das erlebst, Fritz?

FRITZ Ja, weil sie einfach nicht sehen, wie praktisch es ist, eine gute Theorie zu haben. Es war, glaube ich, Kurt Lewin, der gesagt hat: »Eine gute Theorie ist sehr praktisch.« Und ich würde ergänzen: Wenn man es einfach haben will, braucht man eine gute, die Komplexität der Welt reduzierende, ohne sie zu leugnende Theorie. Wenn die Theorie zu sehr simplifiziert ist, dann macht man es sich nicht wirklich einfacher.

GUNTHER Dann wird es komplex.

FRITZ Genau. Aber die Erfahrung in der Gruppe war nie nur eine individuumbezogene Selbsterfahrung, sondern eine, die auf das soziale System als Kontext bezogen war. Man konnte sie immer auf sich und sein aktuelles, soziales Umfeld anwenden. Diese Selbstbezüglichkeit betraf eben nicht nur jeden individuell, sondern auch das Team, das wir da gebildet haben, und dann die Szene, in der wir agierten. Wir haben ja nicht nur als Team gearbeitet, sondern wir haben die systemtheoretischen Konzepte dann auch angewandt auf andere Fragen. Wie organisieren wir Kongresse, um bestimmte Ideen zu promoten? Bis hin zur Gründung eines Verlages. Uns war klar: Auch da geht es um Kommunikation. Wie können wir Ideen verbreiten und fördern? Auf ganz vielen verschiedenen Ebenen haben wir versucht, unsere theoretischen Konzepte anzuwenden. Wir haben nie die übliche Trennung vorgenommen: »Hier ist diese Theorie, und ich schreibe eine akademische Arbeit darüber, aber ich lebe in der Praxis nach einem ganz anderen Modell.« Stattdessen haben wir – zumindest in unserem professionellen Bereich – stets versucht, unsere Theorie konsistent in der Praxis anzuwenden. Und das nicht, weil wir den Beschluss gefasst hätten, sondern es lag einfach auf der Hand.

ANDREAS Das ist eben aus meiner Sicht das Schwierige: Der Psycho-Markt wird überschwemmt mit Methoden und Tools. Aber die Verbindung, der rote Faden, fehlt, so ein Rahmenkonzept. Und da ist aus meiner Sicht die Systemtheorie schon etwas sehr Praktisches.

Gleichzeitig muss man dieses Denken – so wie ich es jetzt erlebe – üben, trainieren und weiterdenken. Es ist schon mit Aufwand verbunden, und ich glaube, dass ihr auch viel implizit gelernt habt. Für mich ist dieses »*Wie* ihr gelernt habt« so wichtig. Meine Generation muss das oft aus Büchern oder »aus zweiter Hand« lernen. Bücher sind schön und gut, aber das Gespräch mit einem Heinz von Foerster oder mit Paul Watzlawick oder mit wem auch immer, das ist nicht das Gleiche.

FRITZ Na, wir sind ja eigentlich die Generation der Epigonen.

GUNTHER Ja.

FRITZ Die Pioniere bildeten die Generation vor uns. Wir haben deren Konzepte im besten Fall ein bisschen verdaubarer gemacht oder auch noch etwas besser operationalisiert. Aber die ganzen revolutionären Ideen, das muss man ganz nüchtern feststellen, die stammen nicht von uns. Es war die Generation von Bateson, von Foerster, von Glasersfeld, Luhmann usw.

GUNTHER Ich würde da gerne noch Erickson reinbringen.

FRITZ Ja, klar, der war einer der innovativsten Akteure, vor allem im Blick auf die Praxis.

GUNTHER Das ist ganz klar, das sehe ich auch so. Wir haben ein Zeitfenster erwischt – es ist ja gut, was wir daraus gemacht haben, aber eigentlich kann man dafür nur dankbar sein. Du kannst ja vorher nicht wissen, was passieren wird. Wie ich da reingestolpert bin, in die Begegnung mit Helm Stierlin, und dass es von dort weiterging bis zu Milton Erickson und vielen weiteren anregenden Pionieren. Ich wäre ja nicht zu Maturana gefahren oder zu Heinz von Foerster. Die sind ja zu uns gekommen. Das ist ein unglaubliches Glück. Es gab so viele wertvolle Strömungen und stimulierende Bedingungen, die kann man gar nicht mehr alle erfassen. Da gibt es Tausende solche Erfahrungen, bei denen man »die eine« tolle Idee hatte und dachte »Oh, ja!«, und dann kriegst du eine vor die Nase und lernst daraus.

Es wäre etwas ganz anderes gewesen, hätte ich so eine Erfahrung gemacht wie mit dem Vater in der geschilderten Familie, der mich immer wieder abschmetterte, und wir hätten nachher nicht noch die Gelegenheit gehabt, das metakommunikativ miteinander zu reflektieren und daraus wieder theoretische Schlüsse zu ziehen, die dann wieder in die Praxis gehen – dann wäre das sicher ganz anders geworden. Auch wer man als Individuum ist oder meint zu sein, ist natürlich ein wahnsinniges, komplexes Wechselspiel – das Individuum als unabhängige Größe gibt es in dieser Hinsicht überhaupt nicht.

Da glaube ich schon, dass wir sehr viel Glück hatten. Das kannst du nicht alles allein bestimmen, in welche Wechselwirkungen man da eingetaucht ist und zum Teil auch reingetaucht wurde.

FRITZ Ich glaube, was wir nicht geplant haben, aber was sich irgendwie ergeben hat, ist, dass wir den Zugang zu diesen ganzen systemischen Theorien und Praktiken *als soziales System* gefunden haben. Das heißt, wir waren ein Vierer- oder auch Fünferteam und haben quasi all das verarbeitet, was die Theorie betraf.

Aber wir haben es gleichzeitig auch inszeniert.

Wissenswertes für die Entwicklung systemischen Denkens:

1) Die systemische Therapie hat durch die Konzepte der Autopoiese und der Kybernetik zweiter Ordnung eine vollkommen neue Ausrichtung bekommen. Für die Heidelberger Gruppe waren diese beiden Konzepte – nach anfänglichem Widerstand – denk- und handlungsleitend.
2) Perspektivenwechsel durch die Zusammenarbeit in Theorien ist ein wichtiges Werkzeug, um seine eigene Sicht der Dinge immer wieder konsequent infrage stellen und überprüfen zu können.
3) Aus den Punkten 1 und 2 hat sich zwangsläufig ein Bekenntnis zu Transparenz und Plausibilität ergeben. Wenn die Ideen der Fremdsteuerung und des Besitzes richtigen Wissens ad absurdum geführt sind, brauchen Therapie- und Beratungsprozesse Kooperation auf Augenhöhe.
4) Ein weiterer Grundpfeiler der Haltung der Heidelberger Gruppe wurde die Übernahme von Verantwortung für die eigenen Beiträge in Kommunikationsprozessen. Systemische Konzepte können genauso wie andere verdinglicht werden, wenn Akteure ausschließlich ihre Kommunikationspartner für Wirklichkeitskonstruktionen verantwortlich machen.
5) Nichts ist praktischer als eine gute (System-)Theorie, die einen Rahmen für die Beobachtung von Phänomenen bzw. deren Beschreibung, Erklärung und Bewertung gibt. Und diese müssen dann wieder durch eigene Erfahrung mit den aktuellen Lebensbedingungen abgeglichen werden.

Soziale Systeme und die Fokussierung der Aufmerksamkeit

FRITZ Nebenbei gesagt: Ein theoretischer Punkt, der uns von Anfang an gemeinsam war – eine Erkenntnis, mit der ich schon nach Heidelberg gekommen bin –, ist, dass die Fokussierung der Aufmerksamkeit das zentrale Steuerungsinstrument in sozialen Systemen ist.

GUNTHER Ja.

FRITZ Das wird jetzt natürlich durch die Autopoiese-Theorie unterstützt. Wenn du mit autonomen, innengesteuerten Systemen konfrontiert bist – wie Individuen oder sozialen Systemen –, dann ist das, was sie miteinander in der Kommunikation verbindet, das Teilen des Aufmerksamkeitsfokus. Das ist, was sie koppelt. Und deswegen war das auch von Beginn an unser gemeinsamer Nenner. Es ging um die Fokussierung der Aufmerksamkeit, auch wenn wir sie dann womöglich auf etwas anderes gerichtet haben. Die einzige Möglichkeit, steuernd in soziale Systeme einzugreifen, ist die Beeinflussung der Fokussierung der Aufmerksamkeit. Und das war uns klar, lange bevor irgendwelche Leute Bücher über die Ökonomie der Aufmerksamkeit geschrieben haben.

GUNTHER Ja, genau. Insofern ist da eigentlich auch wieder kein Widerspruch. In der Organisation stellt sich dann die Frage, welche Regelungen bewirken mit höherer Wahrscheinlichkeit als hilfreich angesehene, für die Organisation zieldienliche Aufmerksamkeitsfokussierungen und welche eben nicht? Natürlich auch: Welche persönlichen Beiträge in welchen Rollen tragen zu welcher Fokussierung der Aufmerksamkeit bei? Da kommt dann noch der rollenspezifische Begriff dazu. Dadurch hast du zwar auch keine Garantie, keine Sicherheit bezüglich der Ergebnisse, aber Wahrscheinlichkeiten, sie zu erreichen, sehr wohl.

FRITZ Wobei die Rolle in einer Organisation eben dafür sorgt, dass man die Aufmerksamkeit derer hat, die mit dieser Rolle etwas zu tun haben.

GUNTHER Ja, sie kriegt eine andere Bedeutung.

Die sysTelios-Klinik und das sysTelios-Wesen

GUNTHER Aber es ist auch da wieder so ... Das merke ich in meiner Organisation. Es ist eine kleine Organisation mit etwa 200 Mitarbeitern.

Da kennen mich viele aus unterschiedlichen Kontexten. Mit einigen bin ich schon Ski gefahren, und viele haben bei mir eine Weiterbildung gemacht. Die kennen mich im Sinne des »Kumpel-Gunthers«. In der Organisation bin ich wiederum in einer anderen Rolle. Da habe ich manchmal sogar zwei unterschiedliche Hüte mitgenommen und gesagt: »Jetzt spricht der Kumpel-Gunther«, und: »Jetzt spricht der in der Rolle des Geschäftsführers, der bestimmte Positionen vertreten muss im Dienste des sysTelios-Wesens«. Ich habe extra ein Wesen erfunden – metaphorisch: das sysTelios-Wesen. Den Mitarbeitern habe ich gesagt: »Ihr habt vielleicht den Eindruck, für mich in meiner Rolle hier gibt es keine Hierarchie mehr über mir. Das ist ein Missverständnis. Ich habe dem sysTelios-Wesen zu dienen.« Das ist praktisch das Unternehmen. Natürlich so, wie ich es interpretiere, aber so in der Form. Diese Rollenunterscheidung hat noch einmal zusätzliche, hilfreiche Orientierung gebracht. Interessanterweise – das ist schon zehn Jahre her – verwenden viele in der Organisation noch immer den Begriff des sysTelios-Wesens. Das ist wie so eine Art höhere, sinnstiftende Orientierungskomponente geworden. Das fand ich auch wieder spannend. Da ist der Rollenbegriff für mich eine wichtige Hilfe gewesen.

Andreas Das sysTelios-Wesen, was genau bedeutet das für dich?

Gunther Es ist wie eine Projektionsleinwand, wie ein Rorschach-Test. Da kann jeder seine Bedeutung draufprojizieren.

Andreas Und für dich?

Gunther Ich habe die ganze sysTelios-Klinik ja nur deswegen überhaupt initiiert. Manche Leute haben mich für bescheuert gehalten, dass ich mir so etwas noch um den Hals hänge. So wurde das damals oft abqualifiziert. Das konnte ich auch nachvollziehen.

Fritz Ich auch.

Gunther Ja, klar, verstehe ich. Ich habe auch schon manchmal gedacht: »Hätte ich nur auf sie gehört!« *(lacht)*. Ich habe mehr Arbeit als vorher. Eindeutig. Wir haben da alles auf Kredit gemacht. Die Banken haben einfach von vornherein die Bedingung gestellt: Wir dürfen nichts von den Gewinnen rausnehmen, außer was man für die Steuer braucht. Natürlich muss ich auch von irgendwas leben, also habe ich meinen ganz normalen Betrieb genauso weitergefahren wie vorher und hab mir das Ding noch zusätzlich um den Hals gehängt. Das ist auch nicht nur toll. Gut. Aber das war nicht das Motiv.

Ich wollte einfach eine wichtige Vision von mir verwirklichen, die ich schon als Student hatte. Ich habe damals als wissenschaftliche Hilfskraft gearbeitet, in der psychoanalytischen Station der Psychosomatischen Klinik in Heidelberg an der Uni, bei Walter Bräutigam. Die hatten Sechs-Monats-Aufenthalte und ein analytisches Konzept. In den Nachtwachen hatte ich auch mit den Klienten zu tun; zum Beispiel mit einem, der sich als sehr depressiv erlebt hat. Mit dem habe ich mich öfters unterhalten, wir hatten eine sehr gute Beziehung. Und der sagte immer, er wäre deswegen in diese Prozesse reingekommen, weil sein Chef ihn immer so abwertend behandelt und auf eine bestimmte Art runtergeputzt hätte. Das wäre an sich schon schlimm genug gewesen, aber für ihn kam dazu, dass er sich dann dem Chef gegenüber auf eine bestimmte Art verhalten habe, die er sich selbst nicht verzeiht. Und so weiter.

Nach ungefähr zwei Monaten sagte er: »Sie, ich glaube, ich bleibe doch die ganzen sechs Monate hier. Ich glaube, das bringt mir was.« Na gut. Vierzehn Tage später – ich hatte zwischendrin eine Woche frei – komme ich zurück, da sitzt er abends da und sagt, er hätte nur noch auf mich gewartet, er hätte sich heute selbst entlassen. Sage ich: »Wieso denn das?« Sagt er: »Na, wissen Sie, ich habe Ihnen ja erzählt von der Beziehung zu meinem Chef und wie ich da reagiert habe. Und heute hatte ich jetzt ein sehr intensives Gespräch mit meinem Therapeuten über diese Sache mit meinem Chef und wie ich mich da verhalten habe. Und dann sind wir raus aus dem Zimmer, und da kam gerade der Chef von meinem Therapeuten, und dann konnte ich mitansehen, wie mein Therapeut von seinem Chef genauso behandelt wurde wie ich von meinem Chef, und er, mein Therapeut, sich genauso verhalten hat, wie ich meinem Chef gegenüber. Und da habe ich gedacht: Da kann ich ja gleich nach Hause gehen.«

Das war die Initialzündung, bei der ich gesagt habe: Das kann doch nicht der Sinn der Sache sein! Ich würde gern mal eine Klinikorganisation aufbauen, in der man beweisen kann, dass man eine Kultur leben kann, in der diese kompetenzorientierten Konzepte nicht nur mit den (Therapie-)Klienten laufen, sondern genauso natürlich mit den Therapeuten und mit dem ganzen Team, sonst wird das niemals kongruent umsetzbar. Das ist für mich das Hauptinteresse an diesem sogenannten sysTelios-Wesen. Dafür bin ich angetreten, für diese Beweisführung. Die ist keineswegs schon so in der Entwicklung gelaufen, wie ich mir es wünsche, aber verglichen mit allem anderen, was ich im Klinikbereich kenne, kann ich sagen: Ja, genau, da kann ich mir auf die Schulter klopfen – aber nicht ich allein, das kann man nicht selbst machen. Da haben wir beweisbar ein Modell entwickelt, das zeigt: Das geht anders als es üblicherweise läuft.

Die Konflikte der Heidelberger Gruppe und deren konstruktive Wirkung

ANDREAS Fritz, wie ist das bei dir? Ich meine jetzt bei *Simon Weber Friends,* und du bist ja auch Geschäftsführer vom *Carl-Auer Verlag*. Hast du auch so etwas wie ein inneres, äußeres, metaphorisches Wesen, wo du sagst: Dafür machst du das?

FRITZ Nein *(lacht)*.

GUNTHER Das entspricht Fritz nicht *(lacht)*. Das ist meine romantische Ader, weißt du.

FRITZ Die Firma Simon, Weber & Friends ist ja als Folge von Konflikten in unserer Heidelberger Gruppe entstanden. Wir vier waren das Kernteam, Helm Stierlin als Gründer, der uns zusammengebracht hat, und wir hatten unsere gemeinsamen Erfahrungen in dem Projekt, nicht nur was die praktische Kooperation betraf, sondern auch die Theorieentwickung. Die war schon anders als in anderen Instituten, deswegen war es irgendwann naheliegend, dass wir auch Weiterbildungen anbieten. Für diese Weiterbildungsveranstaltungen brauchten wir eine Struktur – ein Sekretariat, Räume, eine Infrastruktur. Um sie zu bezahlen, haben wir Tagungen organisiert, und mit ihnen haben wir das dazu nötige Geld verdient.

Der Kongress, den Gunther erwähnte, hat uns damals relativ viel Startkapital eingebracht – es kamen 2500 Teilnehmer. Wir waren damals vorausschauend genug, um ihn nicht als Univeranstaltung zu organisieren, sondern haben extra einen Verein gegründet (»Verein zur Förderung der Familienforschung und -therapie«). Er wurde später in »Heidelberger Institut für systemische Forschung« umbenannt. Durch die vielen Teilnehmer hatte der Verein ein gewisses Startkapital. In der Folge haben wir dann unsere Infrastruktur dadurch finanziert, dass wir Tagungen und Kongresse veranstaltet haben. Ich habe z. B. eine Tagung mit dem Titel »Lebende Systeme« organisiert, auf der Niklas Luhmann, Francisco Varela und Heinz von Foerster mit

Familientherapeuten zusammentrafen und diskutierten. Es war aber mehr als nur eine Tagung, nämlich eine Intervention im Feld – wie fast alle unsere Kongresse. Wie wir das gemacht haben, ist ein Thema, das extra behandelt werden könnte.[22]

Irgendwann wurde klar: Die meisten dieser Veranstaltungen haben wir drei organisiert und damit allen anderen, die inzwischen als Ausbilder bei uns tätig waren und ihr Geld verdienten, die dafür nötige Infrastruktur finanziert. Es war dann ein wichtiger Schritt der Evolution der internen Struktur der Heidelberger Gruppe, die zu dem Zeitpunkt mehr als uns vier umfasste, dass wir eine neue Form der Finanzierung unserer Infrastruktur organisierten. Wir mussten Steuern auf die von jedem erwirtschafteten Kurs- und Seminargebühren erheben, damit wir nicht mehr gezwungen waren, Veranstaltungen zu organisieren. Und ab da wurden die Veranstaltungen nicht mehr weiter von uns vieren – d. h. meist von Gunthard Weber und mir – organisiert, deren Leistung dann kollektiviert wurde, sondern jetzt konnte jeder Tagungen organisieren, wobei ihm der größte Teil des Gewinns zustand, während die Verluste kollektiviert wurden. Der Sinn dieser Regel war, die Initiative, solche Tagungen zu organisieren, zu fördern. Denn von ihnen hatten wir alle einen Reputationsgewinn. Wenn wir das finanzielle Risiko beim Organisator gelassen hätten, hätte wahrscheinlich niemand mehr solch eine Veranstaltung organisiert.

Alles in allem haben wir dann über die Jahre ein gewisses Kapital angesammelt.

Aber nach einiger Zeit kam es – wie fast immer in solchen eher kleinen Gruppen – zu Konflikten. Sie hatten nicht so sehr mit den Therapiekursen zu tun, sondern mit den von Gunthard Weber und mir ins Leben gerufenen Weiterbildungen für Organisationsberater. Da entstanden unter den Kollegen Begehrlichkeiten. Ich will jetzt nicht in die Details gehen, obwohl die von der Sache her auch interessant sind. Aber es entstanden massive Konflikte, die aus meiner Sicht vor allem mit dieser Gleichheitsfiktion unter uns zu tun hatten – womit ich nicht uns drei, die mit Helm im Kernteam gearbeitet hatten, meine. Auch gegenüber den später Hinzugekommenen wurde intern stets die Fiktion aufrechterhalten, dass wir eine Gruppe von Gleichen sind. Wir haben auf diese Weise verhindert, dass es zu offener Konkurrenz kam. Aber bei den angebotenen Weiterbildungskursen wurde der fik-

22 Siehe Kapitel 5.

tive Charakter dieser Gleichheit deutlich. Wir waren allerdings über längere Zeit erfolgreich darin, dies nicht zu thematisieren. Es war ein Tabu. Und Tabus kann man ja nur aufrechterhalten, wenn sie jeder kennt. Wir haben den Konflikt vermieden.

Am deutlichsten wurde dies, als es darum ging, wer welche Kurse durchführen sollte. Wenn sechs oder sieben Personen als Seminarleiter fungieren wollen, muss ja entschieden werden, wer welches Seminar leiten darf. Und von dieser Entscheidung hing ab, wer wie viel Geld verdient. Da nicht alle aus der Gruppe einen Uni-Job hatten, war die Abhängigkeit von den Seminareinnahmen unterschiedlich groß. Außerdem ging es bei solchen Weiterbildungsveranstaltungen nicht nur ums Geld, sondern auch um narzisstische Bestätigung, um Kontakte, darum, selbst beim Lehren zu lernen, den Aufbau von Reputation, Netzwerken usw. Also wollten alle das eigentlich gern machen. Den Streit darum, wer welches Seminar leiten durfte, haben wir vermieden, indem wir die Antwort auf diese Frage externalisiert haben, das heißt, wir haben den Markt entscheiden lassen: Jeder konnte seine Seminare unter unserem gemeinsamen Label (IGST) anbieten, und die Teilnehmer meldeten sich für die Kurse bei einem bestimmten Kursleiter an. Die Kurse von Gunther, Gunthard und mir wurden als erste voll, und wenn dann noch mehr Leute teilnehmen wollten, dann mussten sie zu einem der Kollegen oder einer der Kolleginnen ins Seminar.[23] Die wurden dann meist auch voll, sodass lange Zeit alle mit diesem Modell leben konnte. Aber für uns alle war die Ungleichheit der Popularität deutlich, und die einen beobachteten sie wahrscheinlich mit einer gewissen Genugtuung, der auf der anderen Seite ein mindestens ebenso großer Groll gegenüberstand. Diese Unterschiede verstärkten sich dann noch, weil Gunther ja zu einem der Wortführer der Hypnotherapie-Szene geworden war, Gunthard weltweit Familien aufstellte und auch die entsprechenden Kongresse organisierte und Fachgesellschaften mitbegründet hatte, und ich, als Dritter aus dem Kernteam, eine Professur in Witten bekam. Diese Asymmetrie – so meine Interpretation – wurde für unsere Kollegen unerträglich. Das führte dann zu so etwas wie einer Kriegserklärung an Gunthard und mich. Gunther war da nicht direkt involviert.

---

23 GUNTHARD Oder die Kollegen, die mehr Anmeldungen hatten, als sie brauchten, gaben welche an die anderen ab, die für ihre Kurse nicht so viele Anmeldungen hatten.

Das war aus meiner Sicht der Hintergrund für unsere Konflikte. Die betrafen vor allem auch zwei Mitgesellschafter des Carl-Auer Verlags – wir waren damals noch fünf von anfangs zehn Gesellschaftern. Es ist, nebenbei bemerkt, auch eine interessante Geschichte, warum man zu zehnt eine Firma gründet. Solch eine Konstellation spricht dafür, dass man nicht an den Erfolg des Unternehmens glaubt und das Risiko zu minimieren versucht. Aber das ist eine andere Geschichte.

Zurück zu dem Konflikt: Wir waren noch vier Personen, die sich um das Tagesgeschäft des Verlags kümmerten. Gunthard Weber und ich waren zwar offiziell die Geschäftsführer, aber wir trafen alle wichtigen Entscheidungen zu viert. Es war schon ein surreales Gefühl, als im Rahmen dieser Konflikte einer unserer Mitgesellschafter Gunthard Weber und mich wegen einer Entscheidung verklagte, die er selbst mitgetroffen hatte. Wir waren aber diejenigen, die unterschrieben hatten. Im Krieg und in der Liebe sind ja angeblich alle Mittel erlaubt, wobei mir nicht klar ist, ob es mehr um Krieg oder mehr um verschmähte Liebe ging. Das war eine ziemlich unangenehme Erfahrung, vor Gericht gezerrt zu werden. Du findest dich plötzlich auf einem neuen Spielfeld, dessen Regeln du nicht kennst. »Vor Gericht und auf hoher See ist man in Gottes Hand«, heißt es. Und so fühlt es sich auch an. Auf einmal merkt man: Es spielt überhaupt keine Rolle, was man mündlich vereinbart hat. Es gilt nur die Aktenlage.

Im Rückblick betrachtet muss ich gestehen, dass ich durch diesen Konflikt extrem viel gelernt habe, was mir dann später beim Studium von Familienunternehmen von Nutzen war.

Als diese Konflikte sich immer weiter verschärften, haben Gunthard Weber und ich irgendwann gesagt: »Wir haben die Nase voll! Behaltet all das Vermögen!« – das zum größten Teil wir beide erwirtschaftet hatten. »Werdet glücklich damit! Wir machen unseren eigenen Laden auf.« Das Heidelberger Institut, um dessen Vermögen es ging, war ein Verein. Und wer einen Verein verlässt, kann nichts mitnehmen. Aber das war uns egal, denn das Geld war uns nicht wichtig, wenn wir durch den Verzicht mit diesen Kollegen nichts mehr zu tun haben brauchten. Das war natürlich auch ein Zeichen von Unabhängigkeit, das als Arroganz gedeutet werden konnte. Und in der Folge haben wir unsere eigene GmbH Simon, Weber & Friends gegründet. Wie der Firmenname sagt: Man konnte nicht Teilhaber werden, auch wenn man als »Friend« mit uns zusammenarbeitete, und man konnte uns nicht wegen irgendwelcher vertraglichen Feinheiten vor Gericht zerren. (Wir haben übrigens alle Verfahren gewonnen – aber trotzdem, das muss man sich ja nicht noch einmal antun). Das war damals die Situation.

Es dauerte nicht lange, da setzte sich der Konflikt in der Restgruppe fort, und es entstanden zwei Untergruppen: Arnold Retzer, Peter Gester, Hans Rudi Fischer und Ulrich Clement auf der einen Seite – sie übernahmen die alte Organisationsform und die alten Vereine, IGST und Heidelberger Institut für systemische Forschung – und Ingeborg Rücker-Embden, Andrea Ebbecke-Nohlen, Gunther Schmidt und Jochen Schweitzer auf der anderen Seite – sie gründeten das Helm Stierlin Institut, woran sich dann auch Gunthard Weber und ich wieder beteiligten.

Gunthard und ich boten dann diversen Kollegen Kooperationen an. Sie machten Veranstaltungen bei Simon, Weber & Friends, aber es blieb immer projektbezogen. Jemand leitete einen Kurs als Dozent und wurde dafür gut bezahlt, sogar sehr gut bezahlt, aber er konnte nicht über die Firma mitentscheiden. Auf diese Weise haben wir dann eine ganz klare, wenn man so will: autoritäre Struktur etabliert. Im Zweifel entscheiden wir beide, aber wir lassen die Kollegen natürlich in Ruhe arbeiten. Wenn jemand eine gute Idee hatte, haben wir ihn oder sie ins Programm genommen. Das hat sich im Laufe von zirka 25 Jahren, so lange ist das jetzt her, natürlich geändert. Und inzwischen haben wir dann eine neue juristische Struktur gefunden, eine Nachfolgeregelung, bei der andere in die Verantwortung gehen und wir nur noch am Rande stehen.

Aber über lange Zeit lief das gut: klare Verhältnisse, und auf dieser Basis entstand eine gute und kreative Kooperation mit kompetenten Leuten. Wir haben sie immer sehr gut bezahlt, denn unser Motto war: Wir glauben nicht an Ausbeutungsmodelle, denn wir wollen mit intelligenten Leuten zusammenarbeiten, und die lassen sich nicht auf Dauer ausbeuten.

Beim Carl-Auer Verlag haben wir bei der Wahl der Mitarbeiter auch früh auf Leute gesetzt, die sehr selbstständig sind. Wir mussten das schon deswegen tun, weil wir mit viel zu vielen anderen Aktivitäten beschäftigt waren, um uns ins operative Geschäft einzumischen. Außerdem war uns von Anfang an klar, dass Kontrollideen idiotisch sind und Vertrauen in die Eigenverantwortung intelligenter Menschen ökonomisch das Beste ist, was man investieren kann.

Irgendwann haben wir auch beim Verlag die Konflikte gelöst. Unsere juristischen Gegner haben uns ihre Anteile für teures Geld verkauft. Ich habe sie beide gleich darauf für den Wirtschaftsnobelpreis vorgeschlagen, denn sie haben über lange Zeit nichts Positives für den Verlag getan,[24] sind dafür aber sehr gut belohnt worden. Für unsere Mitarbeiter wurde die Situation einfacher, weil sie nicht mehr in Loyalitätskonflikte verwickelt wurden und nicht mehr Partei für die eine oder andere Gruppe von Gesellschaftern ergreifen mussten. Wir hatten, wie gesagt, immer auf sehr selbstständig arbeitende Menschen gesetzt, und das hat auch gut funktioniert. Denn ich sitze schon seit 20 Jahren in Berlin, und Gunthard Weber stellt Familien auf Kamtschatka oder am Amazonas auf. Daher mussten die Mitarbeiter vieles selbstständig entscheiden. Ihre Selbstorganisation praktizieren sie seit der Verlagsgründung. Natürlich knirscht es auch mal da und mal dort, und dann gibt es Konflikte. Ich mische mich ein, wenn ich den Eindruck habe, dass der Konflikt einer hierarchischen Lösung bzw. eines außenstehenden Dritten bedarf, um gelöst zu werden. Ich bin aber trotz der räumlichen Distanz – da kann ich die neuen Kommunikationsmedien nur in den Himmel heben – ziemlich eng, mehr oder weniger täglich, verbunden mit dem Verlagsgeschehen.

Gründung des Helm Stierlin Instituts

GUNTHER Diese Prozesse haben letztendlich auch zur Gründung des *Helm Stierlin Instituts* geführt. Da waren Fritz und Gunthard auch wieder mit dabei. Ich habe viel gelernt aus diesen Trennungs- oder man könnte auch sagen: Spaltungsprozessen. Wie Fritz schon erwähnt hat, betraf mich das weniger, weil ich schon 1986 mein eigenes Institut, das *Milton-Erickson-Institut Heidelberg*, gegründet hatte. Ich war in der Zeit in einer Art Vermittlerrolle. Aber innerhalb dieser im gleichen Haus wirkenden Gruppe, da haben – aus meiner Sicht – speziell diejenigen besonders abgewertet, die *am meisten* ohne Gegenleistung bekommen haben.[25]

Das hat mir schwer zu denken gegeben. Heute habe ich daraus einen deutlichen Lernprozess gemacht, den ich ursprünglich überhaupt nicht wollte. Für mich wurde deutlich: Dass die anderen lediglich etwas bekommen haben, ohne dass sie eine Gegenleistung

---

24 GUNTHARD So generell kann man das nicht sagen!
25 GUNTHARD Auch das ist m. E. ein *wenig einseitig* gesehen.

erbringen mussten, scheint bei ihnen zum Gefühl geführt zu haben, dass sie besser wären. Dann haben sie versucht, das durch massive Abwertungen zu nivellieren. Ich habe daraus gelernt, dass man in solchen sozialen Systemen das Prinzip von Geben und Nehmen als Ausgleich konsequent berücksichtigen muss. Ich selbst habe eher so eine Haltung: »Ach, lass mal gut sein. Da müssen wir gar nicht drüber reden. Ich habe doch genug und kann gut was abgeben. Nimm's einfach. Wir reden nicht darüber.« Es hat sich aber in 80 Prozent der Fälle nicht bewährt, wenn man nicht einen Ausgleich fordert.[26] Ich habe das in der Zwischenzeit auch wieder x-mal erlebt, bis ich es endlich schmerzhaft gelernt habe.

Fritz Für diejenigen, die lediglich etwas bekommen, ohne Gegenleistung, ist das natürlich auf der Beziehungsebene schwer auszuhalten. Denn sie erleben sich in einer asymmetrischen Beziehung, und eigentlich müssten sie eine Gegenleistung erbringen, um die Symmetrie wieder herzustellen. Wenn ihnen das nicht gelingt, dann nehmen sie eben Zuflucht darin, dies dem anderen »heimzuzahlen«. Dadurch herrscht im »Krieg« dann auch wieder Symmetrie zwischen den Kontrahenten.

Wenn die normative Erwartung und Fantasie lautet: »Wir müssen alle gleich sein«, dann muss man eben irgendwelche Mechanismen finden, um diese Asymmetrie wieder auszugleichen. Und das heißt: Du kannst jede gute Freundschaft beenden, indem du deinem Freund etwas Gutes tust, was er dir nicht zurückgeben kann. Dann bricht er die Beziehung ab, weil die Resymmetrisierung unmöglich ist. Die Reziprozität ist beendet. Keine gute Tat bleibt unbestraft. Das scheint innerhalb solch enger Beziehungen eine Regel zu sein. Deswegen ist es wichtig, da Ausgleichsmechanismen einzuführen und zu praktizieren. Und der Ausgleich ist natürlich am einfachsten über Geld herzustellen. Denn Geld beendet all diese Beziehungsfragen nach dem Motto: »Wenn ich bezahlt habe, bleibt kein Schatten der Zukunft; es bleiben keine Rechnungen offen.« Niemand schuldet mehr irgendwem irgendwas. Deswegen finden Beziehungen, die so ungleich sind, sehr häufig ein plötzliches und unerwartetes Ende.

---

26 Gunthard Lieber Gunther, da hättest du dich ja auch früher an Iván Böszörményi-Nagy orientieren können oder an Bert Hellinger, den du ja, besonders wenn ich nicht anwesend war, so gerne und heftig abgewertet hast. Hellinger hat viel Erhellendes über die Dynamik von Nehmen und Geben gesagt und geschrieben.

Diese Gleichheitsidee hatte natürlich nicht jeder in gleicher Weise. Gunthard Weber war jemand, dem dieses Gleichheitsideal ein hoher Wert war. Niemand sollte ausgeschlossen werden. Deswegen haben wir den Carl-Auer Verlag auch zu zehnt gegründet, obwohl sich eigentlich nur zwei intensiv dafür interessiert haben – nämlich er und ich. Alle anderen mussten bzw. durften dann mitmachen.

GUNTHER Ich komme auch aus dieser Gleichheitsdenkweise. Das war wirklich so: Als wir den Carl-Auer Verlag gegründet haben, habe ich mich auch massiv für diese Gleichheitssache eingesetzt. Aber dann habe ich das wirklich gelernt!

Ein wichtiges Stichwort ist da die Selbstorganisation: In sich selbst organisierenden Prozessen werden Unterschiede oft nivelliert. Die gibt es aber immer. Es gibt in bestimmten Systemen halt Leute, die sind zum Beispiel kompetenter in einem Bereich, dafür sind das andere vielleicht im anderen Bereich. Oder die einen engagieren sich mehr und andere weniger. Wenn es da nicht Unterschiedsregelungen gibt – also diese Unterschiede zu beachten und zu regeln –, ist es, glaube ich, nur eine Frage der Zeit, bis Sprengstoff entsteht. Für mich mit meiner ideologischen Haltung – so würde ich es heute mal nennen –, dieser starren Ausrichtung an einem undifferenzierten Gleichheitsvorrang, war das echt schmerzlich schwer zu lernen. Aber das ist für mich eine der wichtigsten Lernerfahrungen überhaupt geworden. Da bin ich heute ganz konsequent in die andere Richtung unterwegs, weil es auf Dauer zu einer Kränkung desjenigen werden könnte, der nimmt, ohne als irgendeine Form der Gegenleistung geben zu können. Das müsste ja nicht einmal monetär sein, aber das ist das Einfachste.

FRITZ Es hätte ja gereicht, wenn sie dir das Auto gewaschen hätten.

GUNTHER Zum Beispiel *(lacht)*. Ja, irgendeine Art der Gegenleistung, die von beiden Seiten anerkannt wird als wertvolle, ausgleichende Gegenleistung. Wenn das nicht kommt, dann ist es nur eine Frage der Zeit, bis es knallt. Da bin ich sicher.

Wozu schreiben?

ANDREAS Ich versuche immer noch, dir dein Motiv zu entlocken, Fritz. Wofür du so viel schreibst ... Ist das dein Ausgleich? Die Freude am klaren Denken?

FRITZ Das Schreiben ist für mich analog zur F&E-Abteilung eines Unternehmens. Außerdem habe ich viel Spaß am Schreiben, und ich entwickle mich beim Schreiben weiter, glaube ich. Ich schreibe ja nicht, weil ich schon irgendeinen klaren Plan im Kopf habe, den ich dann zu Papier bringen will. Ich habe meist lediglich eine vage Idee davon bzw. ich denke: Über dieses Thema oder diese Idee müsste ich mal gründlicher nachdenken. Dann fange ich an zu schreiben.

Für mich fungiert der Computer wie ein Rogers-Therapeut. Ich schreibe heute, was mir heute konsistent und stimmig erscheint. Dann denkt es in mir irgendwie weiter, und am nächsten Tag schreibe ich weiter. Und ich schreibe dann oft genug etwas, das im totalen Widerspruch zu dem steht, was ich am Tag davor geschrieben habe. Nun stehe ich vor der merkwürdigen, aber spannenden Tatsache, dass ich gestern etwas für mich völlig Richtiges geschrieben habe und heute etwas für mich völlig Richtiges geschrieben habe, die beiden Positionen sich aber widersprechen. Wenn ich beide als richtig akzeptiere, bin ich gezwungen, einen integrierenden, beide synthetisierenden Denkschritt zu vollziehen, den ich nicht gemacht hätte, hätte ich sie nicht aufgeschrieben. Mir wäre wahrscheinlich nicht einmal aufgefallen, dass die beiden Positionen widersprüchlich sind. Das wäre wahrscheinlich einem Dritten, dem ich das erzählt hätte, aufgefallen: »Gestern hast du das erzählt, heute erzählst du jenes.« Aber ich wäre von einer Konsistenz-Insel zur anderen gesprungen, ohne mir der Inkonsistenz bewusst zu werden. Wir denken nun mal nur ein paar Minuten in eine Richtung und springen dann – wenn wir nicht schreibend einen Faden spinnen – zu einem anderen Fokus der Aufmerksamkeit. Durch diesen Rogers-Effekt des geschriebenen Textes bekomme ich die Widersprüche meines Denkens vor Augen geführt und bin gezwungen, nach einer Synthese zu suchen. Also denke ich Gedanken, die ich ohne das Schreiben nie gedacht hätte.

Ich bin davon überzeugt, dass Leute, die nicht schreiben, auch nicht klar denken oder zumindest über keine konsistenten kognitiven Landkarten verfügen, denn sie vollziehen in der Regel nicht diesen Integrations- und Syntheseschritt. Da ich nicht vorhersehen kann, wohin mich der Prozess des Schreibens führt, ist für mich das Schreiben ein Abenteuer. Ich lande manchmal in Gegenden, von denen ich mir nie habe träumen lassen. Und das ist sehr lustvoll.

Ich schreibe nicht für ein Publikum. Ich habe keinen Leser im Sinn, sondern ich schreibe nur für mich. Das merkt man manchen

Büchern sicher auch an, wenn sie z. B. sehr abstrakt geraten, aber manche Leser können dann doch folgen und finden es sogar ganz gut.

ANDREAS Manchmal braucht es halt zwei-, dreimaliges Lesen ... *(lacht)*

GUNTHER Die Gedanken entstehen beim Schreiben. Oder wie unser Freund, Bernhard Trenkle, manchmal sagt: »Woher soll ich wissen, was ich denke, bevor ich höre, was ich sage?«

Selbstorganisation braucht Organisation

ANDREAS Was jetzt bei euch beiden schon vorkam, ist der Begriff der Selbstorganisation. Selbstorganisation ist ja gerade, wenn es um Organisationen geht, hochgradig in Mode. Gleichzeitig glaube ich, dass die meisten Menschen nicht wissen, wo das herkommt und was Selbstorganisation in der systemischen Denkweise bedeutet. Ihr habt ja auch in der Organisationsentwicklung immens viel Erfahrung. Was ist euer Bild von Selbstorganisation in Organisationen?

FRITZ Ich glaube, da kann man ein Theoriedefizit bei denen feststellen, die diese Modelle verkaufen. Dass solche Ideen populär werden, weist ja meist auf einen neu entstandenen Bedarf hin. Sie sind aufgekommen als Gegenmodell zur als versteinert erlebten, klassischen Organisation mit Hierarchien, langsamen Entscheidungsprozessen, geringer Flexibilität, gegeneinander abgeschotteten Departments usw. Die oben entscheiden, was die unten tun sollen, aber die da oben wissen nicht, was da unten wirklich notwendig ist. Aus dieser Erfahrung sind solche Ideen geboren.

Das ist eine Problemlage, die verständlich macht, warum alternative Modelle gesucht werden. Aber die anithierarchischen Modelle, die da entwickelt werden, sind ebenfalls etwas beschränkt – um es mal wohlwollend auszudrücken. Sie sehen einfach nicht, worin die Funktion von Hierarchie besteht. Selbstorganisiert ist sowieso alles, auch eine hierarchisch strukturierte Organisation. Die ganze Welt ist selbstorganisiert. Auch wenn jemand versucht, eine Organisation in dem skizzierten klassischen Sinne aufzubauen, muss er immer mit Selbstorganisation rechnen. Selbst wenn er sagt: »Müller ist Schulze vorgesetzt, und Schulze hat dem Müller zu berichten, und Müller hat Schulze was zu sagen«, also selbst dann, wenn ich solche Kommunikationsmuster als Spielregeln vorgebe, erfolgt deren alltägliche

Umsetzung vor dem Hintergrund von Selbstorganisationsprozessen. Denn Müller und Schulze würden nicht nur allein Anweisungen geben oder Bericht erstatten, sondern es würden informelle Kommunikationswege entstehen, Seilschaften gebildet, Gerüchte gestreut, Informationen weiter- oder nicht weitergegeben, Intrigen gestartet usw. All dies sind Selbstorganisationsprozesse, die immer und unvermeidbar stattfinden.

Bezogen auf diese neueren Modelle – Stichwort: Agilität –, durch die man die Organisation alternativ aufzubauen versucht, muss man sich klar machen, dass die gepriesenen praktischen Beispiele allesamt von relativ kleinen Systemen handeln. Man kann ein großes System wie die Deutsche Post mit 500.000 Mitarbeitern nicht allein der Selbstorganisation überlassen. Bei einer Werbeagentur mit 20, 30 Leuten, da kannst du das gut hinkriegen, dass sich die Mitarbeiter selbst organisieren. Es geht immer um die Komplexität, die sich erhöht, je größer die Zahl der Akteure ist, deren Aktionen zu koordinieren sind. Selbstorganisation – im Sinne dieser neuen Modelle – findet spontan im Rahmen von Organisationen nicht statt. Auch die muss organisiert werden. Man muss also die Selbstorganisation organisieren. Man muss Freiräume schaffen, innerhalb derer die Leute dann ihre eigenen Strukturen schaffen können. Spontan findet das normalerweise nicht statt. Aber man kann solche Prozesse gezielt fördern und wahrscheinlicher machen. Allerdings muss man sich darüber klar sein, dass sie nicht für alle organisationalen Zwecke nützlich sind, und sie auch dort, wo das der Fall ist, ihre Grenzen haben.

Andreas Kannst du das genauer ausführen?

Fritz Bei neu gegründeten Firmen findest du Selbstorganisation mehr oder weniger in Reinform. Start-Ups organisieren sich irgendwie, aber sobald sie dann in die Wachstumsphase kommen, wird es schwierig, und dann beginnen sie, mehr oder weniger klassische Organisationsstrukturen aufzubauen. Gunther kann aus den Versuchen, so was von Grund auf neu aufzubauen, wahrscheinlich viel mehr erzählen, weil er ja versucht hat, seine Klinik auf diese Weise zu gestalten und zu strukturieren.

Gunther Das ist genau der Punkt. Fangen wir so an: Selbstorganisation ist eigentlich ein nichtssagender Begriff. Die große Gefahr liegt darin, dass jeder draufprojiziert, was er will, und das wird ja auch so gemacht. Viele Leute interpretieren es so, dass jeder machen kann, was er will. Dann ist das extrem destruktiv und schafft zum Teil ausgesprochen krankmachende Umweltbedingungen für die Leute, die bis hin zu psychoseähnlichen, widersprüchlichen Formen führen.

Ich habe Fritz übrigens mal gefragt, ob wir nicht mal zusammen eine Klinik übernehmen, aber er wollte das nicht. Es wäre eine interessante Variante gewesen, wenn wir das gemeinsam gemacht hätten. Die Art, wie ich mir diese Klinikgründung oder die Klinik vorgestellt habe, hatte natürlich schon auch mit meinen ganzen systemischen Vorerfahrungen zu tun, aber auch mit den Ideen von Milton Erickson.

ANDREAS Welche Ideen haben da reingespielt?

GUNTHER Auf das Individuum bezogen war die Idee, dass im großen, unbewussten Repertoire eines Individuums die relevantesten Kompetenzen schon vorhanden sind. Es geht um die Reaktivierung. Das wiederum läuft über gezielte Regelungen der Aufmerksamkeitsfokussierung.

Für mich war es logisch und eigentlich naheliegend: »Na ja, das ist dann in Organisationen aber auch nicht anders.« Nämlich, dass ein Team nicht einfach ein Team ist, sondern Teams können, je nachdem, wie die Regelungen sind, ganz unterschiedliche Ausformungen annehmen. Sie können aus ihrem unwillkürlichen Repertoire Wechselwirkungen aufrufen und auch internale Prozesse. Da war klar: Ich will eine Organisation mit Leuten zusammen aufbauen, in denen es – sozusagen als schlummernde Kompetenzen – bestmögliche (re)aktivierbare Wechselwirkungsprozesse gibt. Ich habe aber unterschätzt, wie unterschiedlich das interpretiert werden kann. Wir haben da auch immer wieder Kontroversen gehabt – und zum Teil heute noch Diskussionen. Heute läuft es aber sehr viel konstruktiver.

Es ist interessant: Bei vielen Leuten, die sich für Selbstorganisationsprozesse interessieren, habe ich den Eindruck, sie haben eine bestimmte, durch ihre eigenen Erfahrungen geprägte Aversion gegen das Konzept Macht und gegen Hierarchie. Die halten das für ein Dominanz-Unterwerfungs-Instrument und reagieren ziemlich aversiv dagegen. Das ist für mich ein Missverständnis. Ich glaube, es gibt überhaupt kein System mit einer nur geringen Komplexität, das nicht auch Hierarchie braucht. Hierarchie muss aber nicht heißen, dass irgendwie einer den anderen alles vorgibt, also dass eine Person andere Leute befehligt; aber es muss Regelungsprinzipien geben. In einer Demokratie gibt es auch Hierarchie, zum Beispiel das Mehrheitsprinzip. Das ist jetzt nicht an Personen gebunden, aber wir brauchen Regelungen.

Wie Fritz das vorhin gesagt hat: Auch sich selbst regulierende Systeme brauchen Regelungen. Sie brauchen möglicherweise sogar *mehr* Organisation – jedenfalls nicht weniger – als solche mit traditionellen hierarchischen Strukturen. Diese Hierarchie ist eine Art Komplexitätsreduktionsmaßnahme, die für Handlungsfähigkeit sinnvoll ist. Nur, wie sich dann Entscheidungsprozesse gestalten, das bleibt noch offen. Es ist eine riesige Herausforderung und war oft sehr anstrengend, weil es so interpretiert wurde, dass am besten überhaupt keiner was sagen darf. Aber wie kommt dann eine Entscheidung zustande? Für mich ist ganz klar: Ein lebendes System kann nur überleben, wenn es handlungsfähig ist – blitzschnell, wenn es notwendig ist. Und Selbstorganisation verlangsamt nach meiner Erfahrung typischerweise die Handlungsfähigkeit. Wenn dann noch alle möglichen Regelungen dazukommen, wenn man z. B. wollte, dass immer jeder einbezogen wird, im Sinne von: »Es ist zwar schon alles gesagt, aber noch nicht von allen ...«

Also brauchen wir komplexitätsreduzierende Regelungen, die Priorisierung ermöglichen. Und genau das wird oft viel zu wenig beachtet. Ich habe schon verschiedene Organisationen beraten, die sich unbedingt selbstorganisiert aufbauen wollten, und das war dann das blanke Chaos, was letztlich zu sehr schlechten Ergebnissen und dabei noch zu sehr destruktiven Entwicklungen bei den Leuten geführt hat. Aus diesem Bedürfnis nach Orientierung hat es dann wechselseitig unterschwellige Entwertungen gegeben. Ich sehe übrigens auch als Erklärung, warum Bert Hellinger damals vorübergehend so populär wurde, genau diese Sehnsucht nach einer klaren Orientierung.[27] »Was machen wir denn jetzt bei all dieser Komplexität?« Da brauchen wir ganz gezielte Regelungsprozesse. Und das ist Hierarchie. Hierarchie aber nicht im Sinne von Unterdrückung, sondern von orientierungsgebender, handlungsfähig machender –

FRITZ Entscheidungsfähigkeit.

GUNTHER Genau. Ganz genau.

FRITZ Organisationen funktionieren darüber, dass Entscheidungen getroffen, kommuniziert und umgesetzt werden.

---

27 GUNTHARD Auch eine Komplexitätsreduktion.

GUNTHER Und zwar bei bleibenden Widersprüchen.

FRITZ Ja. Die Widersprüche – ohne Widersprüche braucht man keine Organisation.

GUNTHER Genau.

FRITZ Das heißt, Organisationen funktionieren deswegen, weil sie Paradoxien entfalten. Sprich, der Nachteil eines Individuums als handelnder Einheit gegenüber einem sozialen System als handelnder Einheit ist, dass das Individuum an Raum und Zeit gebunden ist und nicht gleichzeitig an zwei Orten Unterschiedliches tun kann, während eine Organisation das kann. Die verfügt über eine Abteilung, die macht hü, die andere Abteilung macht hott. Gleichzeitig. Sie braucht sich da nicht zu entscheiden zwischen hü und hott. Das ist immer dann und dort ein Vorteil, wo beides, hü wie hott, für das Überleben der Organisation unverzichtbar ist. Sich für die eine Seite zu entscheiden, wäre selbstdestruktiv. Es ist unentscheidbar, welche der beiden Funktionen wichtiger ist. Organisationen stellen diese Unentscheidbarkeit auf Dauer, sodass sie gezwungen und in der Lage sind, immer wieder der Situation angepasst zwischen miteinander im Konflikt liegenden Zielen, Funktionen, Stakeholdern usw. zu entscheiden.

Wenn man keine Zeit zu langer Reflexion und Abwägung von Alternativen hat, gibt es nichts Schnelleres als Hierarchie, denn sie reduziert den Kommunikationsaufwand. Wenn ich Zeit habe, kann ich alle möglichen Leute in diesen Entscheidungsprozess einbeziehen. Dann kann ich alle Meinungen, alle Beobachtungen, alle Perspektiven berücksichtigen, um zu einer Entscheidung zu gelangen. Die Zeitdimension entscheidet, ob Hierarchie funktionell ist oder nicht.

Und wie Gunther sagt: Es geht nicht darum, da einen Hierarchen sitzen zu haben. Ich könnte auch festlegen: »Wenn eine Entscheidung getroffen werden muss, wird gewürfelt. Und wir machen dann das, was erwürfelt wird.« Das würde, wenn alle sich dem Würfel unterwerfen, genauso gut funktionieren. Dann hätten wir auch eine Hierarchie, nur dass nun der Würfel der Entscheider wäre. Wenn man ein Regelwerk hat, das schnell zu Entscheidungen führt, braucht man keine Hierarchen. Dass Hierarchie immer personalisiert konzeptualisiert wird, ist wohl die Hauptschwäche derer, die jetzt diese Selbstorganisationsmodelle propagieren. Denn sie assoziieren Hierarchie meist mit irgendwelchen Herrschern, denen man sich unterwerfen muss. Was natürlich Quatsch ist. Denn die Hierarchie als soziale Struktur ist ja nicht von irgendwelchen machtgeilen Potentaten erfunden worden, sondern sie ist evolutionär aufgrund ihrer Funktionalität entstanden. Denn sie ist das beste Mittel, um eine Vielzahl von Akteuren in ihren Aktionen zu koordinieren. Sie funktioniert ja nur auf Basis der jeweils individuellen Entscheidung mitzuspielen. Wenn alle sie als Spielregel akzeptieren, weil sie einen Vertrag unterschrieben haben, kann das wunderbar funktionieren. Und diese Personenorientierung ist nur eine mögliche Weise eines hierarchischen Regelwerks. Man kann auch ganz andere, viel komplexere Regelwerke etablieren, um zu Entscheidungen zu kommen. Wichtig ist dabei in jedem Fall, dass entschieden wird. Es kommt zur Handlungsunfähigkeit der Organisation, wenn keine Entscheidung fällt.

GUNTHER Ja, ja. Ich finde, gerade an diesem Beispiel zeigt sich die Paradoxiethematik, die Fritz schon angesprochen hat. Du brauchst Entscheidungsprozesse. Jetzt ist natürlich noch nicht gesagt, wie die zustande kommen. Wir brauchen also noch mal Metaregeln, wie die Entscheidungsregeln geregelt werden. Wenn man die dann hat, ist das natürlich keineswegs nur einengend. Es ist unter anderem einengend, es gibt aber auch Sicherheit, es gibt Verbindlichkeit, es gibt Orientierung und es gibt die Rückkopplungsmöglichkeit, ob das, was du getan hast, dir auch irgendwie sinnvoll erscheint, nämlich durch die Ergebnisse, die es gebracht hat. Wenn das nicht der Fall ist, dann geht es oft in einen diffusen Nebel, und es hat letztlich eine kohäsionsmindernde Wirkung und schafft Verwirrung. Es ist immer eine Gratwanderung.

Das sind dann übrigens auch so Sachen ... da habe ich mir in der letzten Zeit schon Sorgen gemacht. Zunehmende Komplexität kann Menschen dazu bringen, nach einem starken Mann zu rufen, aus der Sehnsucht nach Orientierung heraus. Ich bin mir sicher, dass eine direktive Führung nicht besser wäre. In jedem Fall ist das ein gutes Beispiel dafür, dass in Zeiten, in denen man schnell handeln müsste, die Organisationsdynamik eher verwirrende, widersprüchliche und aus meiner Sicht viel zu langsame Entwicklungen gebracht hat. Und es zeigt, was für ein Bedarf da ist, dass man klare Strukturierungen hat, auf die sich dann allerdings die Leute auch einigen und verbindlich daran halten müssen. Das wäre ein weiterer Punkt. Und den sehe ich oft nicht.

Bei uns in der Klinik bringe ich mittlerweile öfter ein: »Ich behalte mir letztendlich vor, ob ich dazu ja oder nein sage«, was im Sinne klassischer Hierarchie interpretiert werden kann. Das habe ich früher nicht so gemacht. Ich habe viel dazugelernt. Ich bin ja einer der beiden Hauptgesellschafter – auch mit der Mehrheit – und der Gründer. Das mache ich extrem selten. Aber jedes Mal, wenn ich es mache, kommt wieder zügige Handlungsfähigkeit zustande. Sogar wenn ich gar nicht handle oder entscheide, sondern es nur ankündige. Das ist interessant.

FRITZ Eine meiner Hypothesen ist ja, dass es Hierarchen gar nicht geben muss. Es reicht die Fantasie, dass es sie gibt. Nach dem Motto: »Wenn wir uns nicht auf irgendeine Entscheidung einigen, dann mischt er sich ein.« Und daher ist das Wichtigste, was ein Hierarch tun kann, zu zeigen, dass es ihn gibt. Dann sollte er Zeitung lesen, statt sich in das operative Geschehen einzumischen. Mit der Demonstration, dass es ihn gibt, hat er seine Funktion zu einem guten Teil schon erfüllt. Ab und zu sollte er dann mal eine Entscheidung treffen, die klar und eindeutig ist, damit jedermann merkt, dass es ihn noch gibt. Im Prinzip besteht die Funktion jeder Hierarchie in der Sicherstellung der Entscheidungsfähigkeit der Organisation.

Alles agil, oder was?

ANDREAS Das heißt, wenn ihr in Organisationen angefragt werdet, wo mit Selbstorganisation, Agilität und solchen Begriffen hantiert wird, schaut ihr trotzdem, dass ihr bei euren Modellen bleibt. Kann man das den Verantwortlichen auch so »verkaufen«, dass das zwar nicht agil heißt, aber trotzdem funktional wirkt?

FRITZ Letztlich musst du dir immer anschauen, was in einer Organisation konkret passiert. Diese Begriffe sind ja Worthülsen, wie Gunther auch schon gesagt hat. Und letztlich musst du dich und sie fragen: Was verstehen sie darunter? Was tun sie tatsächlich? Unabhängig davon, wie sie das nennen, würde ich immer schauen, ob das funktionell für das jeweilige System ist.

Soziale Systeme sind problemdeterminierte Systeme. Sind die konkreten Systeme für die Probleme, mit denen sie zu tun haben, wirklich angemessen strukturiert? Nehmen sie wahr, wie ihre Umwelt sich verändert? Reagieren sie auf die veränderten Bedürfnisse, die dadurch entstehen, dass sich die Welt verändert? Müssen sie ihre internen Strukturen ändern, wenn sich ihr Markt verändert? Diese Buzz-Words bedeuten ja »an sich« erst mal gar nichts, du musst sie konkretisieren, d.h. immer mit den dahinterliegenden Unterscheidungen, die vollzogen werden, koppeln. Dann kannst du damit weiterarbeiten. Ich arbeite immer nur mit dem, was da konkret geschieht, und nicht mit irgendwelchen Begriffen.

Andreas Wie ist das bei dir, Gunther?

Gunther Also, wenn ich so einen Auftrag annehme, gehe ich erst mal davon aus, dass es sowieso eine Hierarchie gibt. Ob man drüber redet oder nicht. Wenn zum Beispiel ein Wirtschaftsunternehmen anfragt, dann gibt es in jedem Fall die Hierarchie, dass das System, wenn es überleben will, zumindest mal seine Kosten einfahren muss. Ganz gleich, ob es den Leuten passt oder nicht, ist das schon mal ein hierarchisches Prinzip, was gar nicht aus ihnen heraus entstehen muss. Ohne dieses Prinzip würde sich diese Organisation praktisch auflösen. Also gibt es hier schon eine Art sinn- oder zielorientierte Hierarchie. Dann ist für mich erst mal wichtig, was ich überhaupt machen soll. Was ist denn eigentlich mein Auftrag? Meine Vorgehensweisen werden abgeleitet aus der angestrebten Zukunft. Der Sinn der ganzen Zusammenarbeit entsteht überhaupt nicht aus dem Gegenwärtigen. Dafür brauchen die niemanden. So Typen wie ich oder Fritz – wir sind ja Mittel zum Zweck. Aber zu einem Zweck, der noch nicht da ist, sondern in der Zukunft liegt. Also muss das daraus abgeleitet werden. Und dann ist das wieder ein entscheidender Aspekt von Hierarchie. »Wollen wir dem dienen oder nicht?« Und wenn wir dem dienen wollen, dann gibt es bestimmte Regelungen, die das Zustandekommen wahrscheinlicher machen, und andere Regelungen, die diese Wahrscheinlichkeit nicht erhöhen. Insofern besteht auch da wieder ein Ordnungsprinzip. Selbstorganisation ohne solche strukturierenden Ordnungsprinzipien machen nicht den geringsten Sinn, sondern führen nur zu einem destruktiven Chaos.

Es gibt übrigens nicht wenige Organisationen, die sich als agil definiert haben und jetzt fast schon im Rebound-Effekt wieder in die Gegenrichtung gehen wollen, aus lauter Verzweiflung, weil sie das eben mit viel zu wenig Struktur gemacht haben. Da kann man dann natürlich – mit hypnosystemischen Konzepten und wenn man systematisch vergleicht –, sehr präzise zeigen, welche der Wechselwirkungsprozesse auf den unterschiedlichen Ebenen der sozialen Interaktionen es schon gab, die in diese Richtung gedient haben. Das kann man natürlich mit der herkömmlichen systemischen Vorgehensweise genauso machen. Dann müssen wir uns noch mit den Wechselwirkungsprozessen beschäftigen, die das vielleicht behindert haben. Am besten so, dass man sie utilisieren, nutzbar machen kann.[28] Aber wir haben immer Hierarchie, ob wir wollen oder nicht, und ich finde das sehr erfrischend und klar. Das Problem ist gar nicht, dass es das gibt, sondern dass so viele Leute offensichtlich von bestimmten Missbrauchsformen hierarchischer Regelungen vorgeschädigt sind, dass sie irgendwelche moralischen oder emotionalen Dinge draufprojizieren. Das behindert dann eher die Nutzbarkeit dieser Regelungen.

FRITZ Kann ich nur unterstreichen.

Der Blick auf soziale Systeme offenbart:

1) Fokussierung der Aufmerksamkeit ist der zentrale Faktor in der Bildung sozialer Systeme. Durch sie werden Kommunikationen miteinander gekoppelt.
2) Die Kopplung von Interaktionen und Kommunikationen wiederum erzeugt Regelungen, die soziale Systeme aufrechterhalten. Rollen sind wichtige Träger von sozialen Erwartungen, die die Fokussierung der Aufmerksamkeit in sozialen Systemen beeinflusst.
3) Konflikte sind in sozialen Systemen unumgänglich und kein Problem an sich.
4) Die Prinzipien des Ausgleichs von Geben und Nehmen müssen in sozialen Systemen berücksichtigt werden. Insofern ist die Fiktion der Gleichheit aller Beteiligten eine Garantie fürs Scheitern!
5) Selbstorganisation braucht Organisation. Sie findet in lebenden Systemen überall spontan statt. Die Idee, dass Selbstorganisation ohne Hierarchie auskommt, führt zwangsläufig zu Entscheidungsschwierigkeiten. Gerade bei Prozessen, die mit einem gewissen Handlungsdruck verbunden sind, bieten Hierarchien enorme Vorteile durch Komplexitätsreduktion. Hierarchie muss dabei aber nicht personalisiert sein, sie kann auch durch formale Prinzipien und Entscheidungsregeln hergestellt werden.
6) Soziale Systeme sind problemdeterminierte Systeme. Allzu oft wird mit Methoden in der Organisationsentwicklung gearbeitet, ohne dabei zu bedenken, dass diese in erster Linie Mittel zum Zweck, also Lösungsversuche sind. Viel wichtiger sind die Fragen: Sind die konkreten Systeme für die Probleme, mit denen sie zu tun haben, wirklich angemessen strukturiert? Nehmen sie wahr, wie ihre Umwelt sich verändert? Reagieren sie auf die veränderten Bedürfnisse, die dadurch entstehen, dass sich die Welt verändert? Müssen sie ihre internen Strukturen ändern, wenn sich ihr Markt verändert?

28 Näheres hierzu finden interessierte Leserinnen und Leser z. B. bei Schmidt (2018).

Faszination Psychose

ANDREAS Ein Thema, das euch beide schon früh interessiert hat, ist Psychose.

FRITZ Ja, klar.

ANDREAS Ist es mehr das innere Erleben der Psychose, oder ist es mehr der kommunikationstheoretische Aspekt? Was an der Psychose ist das Faszinierende für euch?

FRITZ Das war für mich der Start von allem. Ich bin zum ersten Mal mit 14 auf die Idee gekommen, Psychiater zu werden. Das war für mich wahrscheinlich eine Strategie, nicht psychotisch zu werden. Es ist ja häufig eine Frage des Zufalls, ob man auf der einen oder auf der anderen Seite landet und Patient oder Therapeut wird.

Die meisten Leute versuchen zu erklären, wie es kommt, dass Menschen verrückt werden. Doch das schien mir schon schnell klar: Wie willst du erklären, wie jemand verrückt wird, wenn du nicht vorher erklären kannst, wie man normal wird? Man kann das eine nicht erklären ohne das andere. Wenn man so auf die Frage der Verrücktheit schaut, landet man bei der Selbstreflexion, wie man wurde, wer man ist, bei der Reflexion von familiären Kommunikationsmustern, der Reflexion der Psychodynamik und körperlicher Prozesse. Und logischerweise stellt man analoge Fragen in Bezug auf die Entwicklung jedes Patienten. – Eine Perspektive, die nicht mit der einer rein biologischen Psychiatrie übereinstimmt.

Ich habe nach dem Medizinstudium relativ schnell in einer psychiatrischen Anstalt zu arbeiten begonnen, in der man den Leuten Elektroschocks gegeben hat und Insulin- und Fieberkuren durchgeführt hat. Das habe ich noch alles gelernt. Inzwischen habe ich es wieder verlernt, doch theoretisch könnte ich das wieder aus der Versenkung hervorholen, denn ich habe das alles mitgemacht. Das Spannende an der Psychose ist meines Erachtens: Wenn du dich für sie interessierst, interessierst du dich für den ganzen Rest der Welt auch. Ich finde das immer noch das spannendste Thema überhaupt.

GUNTHER Das ist definitiv auch etwas, das uns immer auf eine Art verbunden hat: das Interesse an dieser Psychosedynamik. Das hängt – wie Fritz schon sagte – meist mit biografischen Erfahrungen zusammen. Das ist bei mir auch nicht anders. Ich bin wahrscheinlich auch in einem Umfeld ständiger Doublebinds aufgewachsen. Da musst du irgendwie gucken, dass du überlebst. Das muss auch gar kein Problem sein, das kann ja ausgesprochen kreativ machen. Aber erst mal ist es natürlich ein Reizfeld, ein Stimulusfeld, in dem bestimmte Sachen mehr gebahnt werden als andere. Mein Vater zum Beispiel – das fiel mir vorhin ein, als Fritz das gesagt hat – war von seinem Grundberuf Metzger und hat dann ein mittelständisches Unternehmen aufgebaut, einen Fleischgroßhandel. Für meine Mutter war – delegationsorientiert gesehen – immer klar: Ich muss studieren. Das war, glaube ich, schon klar, bevor ich überhaupt geboren wurde. Meine Mutter hätte gerne studiert. Die kam aber aus einer Arbeiterfamilie und hatte keine Möglichkeiten. Mein Vater kam mehr von der handwerklichen Seite. Mein älterer Bruder war dann dem Territorium meines Vaters zugeordnet. Da wurde aber nie drüber geredet. Es war eben so. Mein Vater sagte dann schon zu mir, als ich ein Jugendlicher war: »Weißt du was, du bist doch ein studiertes Rindvieh.« Nun ist das in einer Metzgerfamilie, wo die Lebensgrundlage der Familie ist, Rindviecher zu schlachten … *(lacht)* Ich habe das damals nicht so ernst genommen oder wahrgenommen, aber es war natürlich eine höchst ambivalenzorientierte, doppelbödige Kommunikation. Ich habe auch eine sehr liebevolle Beziehung mit meinem Vater gehabt. Es ist überhaupt nicht so gewesen, dass es nur eins war, aber es war eben immer doublebindorientiert.

Aus so einer Grunderfahrung heraus, glaube ich, entstand schon die Neigung oder das Interesse an dem, was wir nachher im Studium der Psychosedynamik gefunden haben. Das war bei Helm Stierlin vielleicht ähnlich, der war ja auch daran interessiert. Für mich war diese Erfahrung auch eine Triebfeder. Da gab es Arbeiten wie die von Jan Foudraine, *Wer ist aus Holz?*. Oder die Arbeiten von Ronny Laing. Das waren alles Sachen, die Anfang der 1970er-Jahre aufkamen. Das hat mich so was von angezogen, dass ich das Gefühl hatte: Also, Volkswirtschaft, klar, könnte ich jetzt machen. Ich hatte das Diplom, ich hatte schon ein Angebot, irgendwo hinzugehen. Das wäre stinklangweilig geworden und hätte mich nicht glücklich gemacht. Also habe ich mich umorientiert. Und dann war da auch wieder diese Faszination, zu sehen, wie in den Familien auf den unterschiedlichsten Ebenen kommuniziert wird.

Ich fand es zum Beispiel faszinierend, was Jay Haley geschrieben oder mal auf irgendeinem Kongress erzählt hat: Wie ein psychotisch definierter Klient auf der Station herumläuft, und irgendwann kommt der Stationsarzt aus seinem Zimmer heraus und brüllt: »Der wird jetzt fertig gemacht oder sediert oder so!« Der Klient ist nämlich den ganzen Tag rumgelaufen und hat ständig an die Tür von dem Arzt geklopft. Der Klient sagt dann: Also, das finde er jetzt gemein. Er habe ja nur befolgt, wozu er aufgefordert worden sei, weil auf dem Schild an der Tür stehe: »Bitte anklopfen«. *(Alle lachen.)* Jedes Mal, wenn er da vorbeilief, hat er eben angeklopft.

Diese konkretistische, elegante Art, Dinge aus dem Kontext rauszunehmen – das hat was Kreatives. Diese unglaubliche Kreativität, die bei allem Leid auch vorhanden ist, die hat mich immer fasziniert. Oder solche Sachen wie bei Herbert Achternbusch: »Du hast keine Chance, nutze sie!« Ich habe lange Zeit eine große Postkarte von Achternbusch aufgehängt. Da schaut er auf den Chiemgau – auf diese Landschaft in Bayern, wo er aufgewachsen ist – mit einer blonden Jesusperücke und guckt ganz grimmig und schreibt dann drunter: »Diese Landschaft hat mich kaputt gemacht, und deswegen bleibe ich so lange hier, bis man es ihr anmerkt.« Das sind so Dinge, die sind für mich bis heute faszinierend in diesem Zusammenhang. Ich glaube, diese Art der Faszination hat uns beide auch immer sehr verbunden.

Fritz Ja.

Andreas Eigentlich auch die Faszination für das Paradoxe.

Fritz Ja, das Paradoxe, aber auch das Außenseitertum, glaube ich.

Gunther Genau, genau.

Fritz Ich habe auch lange drüber nachgedacht, was mich in die Psychiatrie geführt hat, schließlich habe ich Jahre der Reflexion auf der Couch verbracht. Die Psychiatrie bietet einem eine Möglichkeit, sich mit diesen sehr radikalen Menschen zu identifizieren, die so eigensinnig sind, dass sie keiner mehr versteht. Psychotiker sind ja nicht verstehbar. Sie fallen aus der Kommunikation. Das ist der Unterschied zum sogenannten Neurotiker. Den kannst du qua Empathie verstehen, sein Erleben nachvollziehen.

Die Nichtverstehbarkeit hat Karl Jaspers vor zirka 100 Jahren als diagnostisches Kriterium der Psychose definiert, und ich halte das immer noch für das wichtigste Merkmal der Unterscheidung. Wer sich in einer Weise verhält, die nicht verstehbar für andere ist, der wird de facto exkommuniziert, oder – je nachdem, wie man die Kausalität zuschreiben will – er exkommuniziert sich selbst. Die Nichtverstehbarkeit des eigenen Verhaltens sorgt für die totale Abgrenzung gegenüber den Mitmenschen; es kann daher als die ultimative Form der Autonomie betrachtet werden. Der Preis ist allerdings, dass man aus dem sozialen System herausfällt.

GUNTHER Man verliert seine Autonomie.

FRITZ Das ist einer der Gründe, warum manche Leute – vor allem Psychotherapeuten, deren Metier ja das Verstehen ist – nicht mit Psychotikern arbeiten können. Wer versucht, sich ihnen mithilfe seiner Empathie zu nähern, wird merken, dass dies von seinem Gegenüber als versuchte Grenzverletzung erlebt wird. Sich in einen anderen einzufühlen ist de facto eine Verletzung der Innen-Außen-Grenze des Individuums. Nur weil die Gedanken und Gefühle eines Menschen von außen nicht erkennbar sind, ist er frei. Wenn es jemandem tatsächlich gelingt, sich in einen anderen einzufühlen, so wird der für ihn berechenbar. Für den einen Menschen mag die Erfahrung, verstanden zu werden, das lang ersehnte Glück auf Erden sein. Ein anderer mag das als Katastrophe erleben. Psychotiker sind in dieser Hinsicht auf der sicheren Seite, denn sie erscheinen ihren Mitmenschen als unberechenbar. Weder ihr Tun und Lassen noch das ausgedrückte Fühlen und Denken ist einfühlbar oder nachvollziehbar.

Die Faszination und den Schrecken, die mit dieser Art des Eigensinns verbunden sind, kannst du in der Psychiatrie als Psychiater erleben. Qua Identifikation kannst du in die Außenseiterrolle gegenüber der Gesellschaft, ihren Konventionen, Strukturen und Verhaltenserwartungen gehen, aber gleichzeitig bleibst du trotzdem integrierter Teil der Gesellschaft, hast einen ordentlichen Beruf, kriegst monatlich dein Geld bezahlt. Die Paradoxie, die in der Psychiaterrolle steckt – sich zu identifizieren mit jemandem, der nicht mehr richtig zur Gesellschaft gehört und exkommuniziert ist, und gleichzeitig noch Teil der Gesellschaft zu bleiben –, das war für mich der Reiz dieser Rolle. Das schaffen sonst nur noch erfolgreiche Künstler. Die bekommen das auch hin: sich einen Dreck um das zu scheren, was die Gesellschaft will, und die Gesellschaft bezahlt sie trotzdem – nicht immer mit Millionen, aber doch gut genug. Dieses »mit einem Bein drin im System, mit einem Bein draußen«, das war für mich persönlich das Attraktive an der Psychiatrie.

GUNTHER Es ist auf eine Art ein ähnlicher Lösungsversuch: mit einem Bein drin im System und mit dem anderen nicht drin. Du kennst vielleicht diese Filme mit den Marx Brothers. Da gib es einen wunderbaren Spruch vom Groucho Marx, der hat mich schon angesprochen, da war ich vielleicht zwölf. Er hat gesagt: »Ich würde niemals Mitglied in einem Verein werden, der mich als Mitglied nehmen würde.«

FRITZ Ja.

GUNTHER So ungefähr. Es ist einerseits die Sehnsucht, drinnen zu sein, und gleichzeitig der Wille, auf gar keinen Fall ganz drin zu sein. Bei Künstlern und Psychotikern gibt es natürlich Ähnlichkeiten und Unterschiede. Erfolgreiche Künstler sind geschickt genug, in der Konsensusrealität immer wieder gut angekoppelt zu bleiben und gleichzeitig diesen spinnenden Autonomieraum erleben zu können, wie z. B. Salvador Dali und ähnliche Leute. Jemand, der psychotisch reagiert, der unternimmt – aus welchen Gründen auch immer, ich würde es jedenfalls nicht als Unfähigkeit definieren – einen Lösungsversuch der Existenzsicherung auf dem Gebiet der Unerreichbarkeit der Autonomie. Das ist natürlich auch unverschämt mutig.

Ich persönlich habe schon oft gesagt – und ich glaube das auch –, dass manche Psychiater deswegen gerade mit Psychotikern nicht sehr mitmenschlich oder empathisch umgehen, weil sie der Unverschämtheit gegenüber neidisch sind, wie radikal solche Menschen bestimmte Entwürfe leben. Die halten sich an keinerlei soziale Regeln – und das traut sich ja sonst keiner bei uns. Ich auch nicht. Klar, jetzt haben wir den ganzen leidvollen Aspekt rausdefiniert. Den gibt es natürlich auch, den will ich überhaupt nicht bagatellisieren. Ich will diese Prozesse jetzt aber mal von der Metaebene aus betrachten. Natürlich ist damit gleichzeitig auch sehr viel Leid verbunden, wenn jemand überflutet ist von Angst, Albträumen oder auch von Einsamkeit. Ja, da gibt es natürlich auch die Sehnsucht in die andere Richtung der Gebundenheit, der Beziehung, aber eine panische Angst davor gibt es auch. Da würde ich, glaube ich, auch die Interventionen von Leuten infrage stellen, die nicht nur direkt mit Empathie vorgehen, sondern eben auch mit dieser kognitiven Eindeutigkeit, die sie damit anstreben.

Für jemanden, der aus der Psychose-Liga kommt, ist das der Horror. Weil du dich damit ja eindeutig machst, erkennbar, und das Gegenteil ist der Lösungsversuch Psychose: gerade so da zu sein – und gleichzeitig nicht da zu sein. Beispielsweise schreibt ein Klient aus der

Psychiatrie seiner Mutter auf einer großen Postkarte: »Sehr geehrte Frau Soundso, es war mir schon immer ein Anliegen, mich mal bei Ihnen zu bedanken, denn Sie waren doch über weite Strecken unserer Begegnung fast wie eine Mutter zu mir.« Das ist doch Ambivalenz in Reinkultur. Da kannst du die ganzen Erickson'schen Hypnoaspekte wieder sehen, wie da indirekt kommuniziert wird. Sagt z. B. ein als psychotisch diagnostizierter Klient zu seiner Mutter: »Ich leide so sehr darunter, dass diese Stimme zu mir sagt: ›Sag zu deiner Mutter: Du gemeine, giftige Hexe!‹ Ich leide so, ich will das nicht! ›Du gemeine, giftige Hexe!‹, sagt die Stimme schon wieder.« Das sind doch, ob bewusst gewollt oder nicht, in der Wirkung indirekt-hypnotische Kommunikationsformen – also, mich fasziniert so was. Als Lösungsversuch. Ohne das Leid zu bagatellisieren.

3 Gunthard Webers Sicht auf die Chronologie der Heidelberger Gruppe – und ein Herzensprojekt

Nun haben Sie aus der Sicht von Gunther Schmidt und Fritz Simon einiges über die Teamarbeit an Helm Stierlins Abteilung erfahren und was für sie im und am systemischen Arbeiten und Denken wichtig ist. Als Nächstes können Sie sich mit Gunthard Webers Sicht auf die Arbeit in der Heidelberger Gruppe vertraut machen.

ANDREAS Was für mich so spannend an den Geschichten über die Zeit in der Heidelberger Gruppe ist, ist dieses unglaublich kreative, freudvolle Arbeiten selbst mit schwierigen Themen. Fritz Simon hat das in einem unserer Gespräche »Happy Science« genannt. Dadurch, dass ihr alle schon arriviert wart, habt ihr es euch auch herausnehmen können, unorthodoxe Vorgehensweisen zu probieren.

GUNTHARD Ich muss aber gestehen, dass ich mich auch jetzt noch bei einigen Familien entschuldigen möchte für einige unserer damaligen Vorgehensweisen. Das betrifft vor allem die Zeit, in der wir mit sogenannten »paradoxen Interventionen« und Schlusskommentaren gearbeitet haben, die öfters negative Implikationen hatten. Die Idee der positiven Konnotation war uns damals noch nicht in Fleisch und Blut übergegangen.

Der Vater einer Familie schrieb uns damals nach einer Sitzung: »Wir sind uns vorgekommen wie bei einem Einkauf in einem Fischgeschäft. Als sagte man uns: ›Die Verkaufszeit ist jetzt zu Ende‹, und als reiche man uns noch schnell ein paar in Zeitungspapier eingewickelte Heringe an der Ladentür, und schon war der Rollladen unten.« Wir reden hier also überwiegend von den kreativen und innovativen Ideen und Vorgehensweisen und der Teamarbeit in der Zeit von 1980 bis 1990. Die entstanden häufig durch Versuch und Irrtum.

Grundsätzlich stimme ich aber zu: Das war meine beste Teamerfahrung, in dem Psychoseprojekt. Vor allem in der Vierergruppe Stierlin, Simon, Schmidt und ich. Da haben wir viele neue Ideen entwickelt, die Zusammenarbeit war partnerschaftlich, wenig »konkurrenzig«, lustvoll und getragen von gegenseitiger Anerkennung. Das heißt aber nicht, dass wir uns nicht auch öfters gegenseitig auf den Arm genommen und herausgefordert hätten.

Der Beginn – 1974

ANDREAS Du warst ja einer der Ersten in dieser Gruppe mit Michael Wirsching …

GUNTHARD Die ersten drei, ab 1974, waren Ingeborg Rücker-Embden-Jonasch (Psychologin), Norbert Wetzel (Pfarrer) und Michael Wirsching (Arzt). Nach ihrem dritten Kind schied Ingeborg Rücker-Embden-Jonasch dann aus der Abteilung aus. Ich bekam 1977 ihre Stelle und blieb fünf Jahre, und Michael Wirsching wurde an die Universität nach Freiburg berufen.

ANDREAS Das heißt, diese Abteilung hatte, als du dazukamst, schon drei Jahre bestanden. Ich habe auch gelesen, du bist Mitbegründer der Deutschen Arbeitsgemeinschaft für Familientherapie, der DAF.

GUNTHARD Richtig, ich habe mehrere Verbände und Institute mitgegründet. Die Idee der Systemischen Gesellschaft (SG) wurde zum Beispiel von Tom Levold, Fritz Simon und mir auf einer gemeinsamen Bahnfahrt geboren.

ANDREAS Kannst du dazu ein bisschen was sagen? Da geht es ja auch um das Verhältnis zwischen Gießen und Heidelberg, oder?

GUNTHARD Die Universitätsabteilungen von Horst-Eberhard Richter in Gießen und die von Helm Stierlin in Heidelberg hatten in meiner Wahrnehmung relativ wenig Kontakt zueinander. Man traf sich besonders auf Tagungen, aber es gab eine untergründige Konkurrenz, die war aber sehr begrenzt. Dafür waren die inhaltlichen Ausrichtungen der Zentren zu divergent. Im Bereich der Familientherapie hatten beide das Interesse, den Ansatz der Familientherapie bekannter zu machen. Die Art und Weise, wie sie dabei vorgingen, entwickelte sich aber unterschiedlich. Da es Ende der 1970er-Jahre in Deutschland nur ganz wenige kompetente Familientherapeutinnen und -therapeuten gab, die diesbezügliche Weiterbildungen hätten leiten können, übernahmen die Heidelberger nach der Gründung der DAF 1978 das Selbsthilfekonzept der Gießener. Es bildeten sich Selbsthilfegruppen, die sich regelmäßig trafen und sich in Eigenregie über familientherapeutische Themen austauschten und mit familienorientierten Gesprächen experimentierten. In Abständen stießen dann erfahrenere Kolleginnen und Kollegen zu diesen Gruppen hinzu. Schon 1981/82 entstanden in Heidelberg aber strukturiertere zweijährige Weiterbildungen mit Curricula, und dieser Bereich erfuhr nach der Gründung der Internationalen Gesellschaft für systemische Therapie (IGST, 1985) eine enorme Erweiterung.

Ich hatte anfangs nur ganz wenig Ahnung von den Ansätzen der Familientherapie und wurde ins kalte Wasser geworfen. Als ich 1977 an die Abteilung kam, sagte mir Helm Stierlin nach ein paar Tagen: »Nächsten Mittwoch leitest du dann das Erstinterview-Seminar.«

(ANDREAS *lacht.)*

GUNTHARD Dann haben wir, die »Fortgeschrittenen«, in Heidelberg bald die Supervision der Selbsthilfegruppen übernommen.

Wie ging es weiter?

GUNTHARD Wir haben in der Abteilung bis 1978 überwiegend nach den Stierlin'schen Konzepten gearbeitet. Für mich wurde dann der Kontakt zur Mailänder Gruppe, das heißt zu Mara Selvini Palazzoli, Luigi Boscolo, Gianfranco Cecchin und Giulia Prata, sehr wichtig. Die habe ich schon 1977 kennengelernt. Helm Stierlin lernte Mara Selvini auf einer Tagung in Norwegen kennen und lud die ganze Gruppe nach Heidelberg ein, und die kamen 1977 tatsächlich zu viert nach Heidelberg. Die Offenheit für neue Ideen und Ansätze war eine besondere Eigenschaft von Helm. Der war immer wieder bereit, seine Konzepte infrage zu stellen oder jedenfalls es zuzulassen, wenn seine Mitarbeiter etwas anderes machten als er.

ANDREAS Warst du damals schon fertig mit der Ausbildung als Psychiater und Psychotherapeut?

GUNTHARD Ja, ich habe mich in den 70er-Jahren in Weiterbildungen mit mehreren psychotherapeutischen Ansätzen – Psychoanalyse, Verhaltenstherapie, Transaktionsanalyse und anderen Ansätzen der humanistischen Psychologie – intensiv fortgebildet und bin dann durch Helm Stierlin und seine Frau Satuila zur Familientherapie gekommen. Stierlin hielt 1974 seine ersten Vorlesungen in Heidelberg. Ich arbeitete damals als Assistenzarzt in der Unipsychiatrie Heidelberg auf einer sozialpsychiatrisch orientierten Psychose-Station. Weil mittwochs immer so viele Interessierte Stierlins Vorlesungen im großen Saal der psychiatrischen Klinik besuchten, bin ich dann aus Neugier mitgegangen. Links oben in der letzten Reihe saßen auch Gunther Schmidt, Bernhard Trenkle und andere. In dieser Zeit habe ich mal mit Satuila Stierlin zusammen eine Psychose-Familie betreut. Wir arbeiteten gut zusammen, und sie hat dann auch ihren Mann auf mich aufmerksam gemacht.

ANDREAS Ja, das habe ich schon gehört, dass sie da in der Personalauswahl hilfreich war.

GUNTHARD Die Stierlin-Abteilung hatte immer nur eine Oberarzt- und eine Assistenzarztstelle und gelegentlich eine Stelle, die aus Drittmitteln bezahlt wurde. Ich war zu dem Zeitpunkt gerade bereit, die Universität zu verlassen, weil ich kein Psychoanalytiker werden wollte. Obwohl ich ein Angebot hatte, mich zu habilitieren, bin ich dann ohne Not für vier Monate in die Arbeitslosigkeit gegangen, um mir zu überlegen, was ich in Zukunft beruflich machen wollte. In dieser Zeit hat Helm Stierlin mich dann angerufen, ob ich mal bei ihm vorbeikommen wolle.

ANDREAS Na, das hat ja gut gepasst! Was war so das Besondere an dieser Abteilung?

GUNTHARD Wenn man in dieser Abteilung arbeitete, war ein großer Vorteil, dass man sich nicht mehr um Klienten kümmern musste. Helm Stierlin kannte außerdem weltweit viele der bekannten Familientherapeuten und -forscher und lud viele von ihnen nach Heidelberg ein. Ein großer Unterschied für mich war außerdem, in der psychiatrischen Universitätsklinik waren wir – die jungen Ärzte mit ihren neumodischen Konzepten, wie dem der therapeutischen Gemeinschaft – eher geduldet. Helm Stierlin anerkannte und förderte seine Assistentinnen und Assistenten so gnadenlos, dass sie nach einer Weile auch selbst von ihrer Kompetenz überzeugt waren.

Als ich drei Monate an der Abteilung arbeitete, sagte er zu mir: »Ich fahre demnächst zu einer Tagung nach Norwegen. Du kommst mit mir.« Ich sagte: »Helm, ich habe keine Ahnung.« Er: »Du setzt dich im Seminar neben mich und machst ein kluges Gesicht. Es ist gut, wenn du sichtbar wirst.« Ich habe mich in den sechs Jahren, die ich mit Helm Stierlin zusammengearbeitet habe, kein einziges Mal von ihm kritisiert gefühlt. Einmal hat er mich morgens um elf zu Haus angerufen und gesagt: »Gunthard, wo bleibst du denn?« – »Helm, ich habe gestern bis eins an dem Artikel gearbeitet. Ich bin ziemlich fertig.« Er: »Das ist ja völlig in Ordnung, aber ruf mich dann doch mal an. Ich habe dich vermisst.« – Er war allerdings auch jemand, der gerne Konflikte vermieden hat.

Was das Organisieren des Institutsbetriebs betrifft, so haben das überwiegend wir Assistenten erledigt. Helm schwebte, meiner Meinung nach, oft wie sieben Zentimeter über dem Boden durch die Abteilung und arbeitete lange an seinem Schreibtisch. Es war gut, dass wir einen Boss hatten, der kein Boss war. Es gab eine formale Hierarchie, die von uns respektiert wurde, die von ihm aber nur ganz selten in Anspruch genommen wurde.

ANDREAS Das heißt, er hat auch nie als Boss so richtig in Erscheinung treten müssen?

GUNTHARD Ja, genau.

ANDREAS Oder hat er das schon auch gemacht?

GUNTHARD Nein, so gut wie nie. Die einzige Entscheidung, die er sich immer vorbehalten hat, war, dass er, wenn eine Stelle frei wurde, die neuen Assistentinnen und Assistenten ausgewählt hat. Da ließ er sich nicht reinreden. Und das hat er auch besonders gut gemacht. Wir arbeiteten alle mit ähnlichen Vorannahmen, waren aber von den Persönlichkeiten her sehr unterschiedlich. Fritz ist ein Logiker, ein Denker, der gerne etwas Abstand nimmt, damit man nicht merkt, was für ein liebevoller und einbeziehender Mensch er ist. Gunther Schmidt hat eine wie unerschöpflich wirkende Energie, liebt es, hypnosystemische Konzepte ausgiebig und gut zu vermitteln und hat dabei auch das Talent eines Entertainers. Dementsprechend groß ist sein Fanclub.

Außerhalb der Abteilung habe ich mit Gunther Schmidt relativ wenig zusammengearbeitet. Mit Fritz Simon habe ich schon in den 1980er-Jahren sehr anregende Seminare im Psychiatriebereich durchgeführt. Wir konnten unsere Unterschiedlichkeit in den Seminaren oft durch Splittings gut nutzen.

Dann habe ich mich gefragt, was mein Spezialgebiet im Institut werden könnte, um dort auch einen eigenständigen Forschungsbereich zu haben, und habe mir dann die Erforschung und Familientherapie magersüchtigen Verhaltens gewählt. Daraus ist dann 1989 mit Helm Stierlin als Koautor ein Buch inklusive einer 5-Jahres-Katamnese geworden.[29]

ANDREAS Was kannst du mir über andere Personen am Institut erzählen?

GUNTHARD Da war noch Jochen Schweitzer. Der war Ende der 70er-Jahre Zivildienstleistender in der Abteilung und später Teammitglied. Er hatte sich schon früh mit der Familientherapie beschäftigt. Wir experimentierten, schon bevor Bert Hellinger 1980 das Familienstellen zu entwickeln begann, mit Familienskulpturen und veröffentlichten 1982 dazu einen später viel zitierten Artikel in der *Familiendynamik*.[30] Vor meiner Zeit an der Abteilung forschten und veröffentlichten Helm Stierlin, Norbert Wetzel, Ingeborg Rücken-Emden-Jonasch und Michael Wirsching über die Familiendynamik und Familientherapie bei psychosomatischen Symptomen und Krebs. An diesen Projekten waren noch zwei weitere Kolleginnen beteiligt, Bettina Haas (jetzt Bock) und Barbara Brink.[31]

ANDREAS Okay.

GUNTHARD Ich denke, emotional hatte ich die engste Beziehung zu Helm Stierlin, bis zu seinem Tod 2021 im Alter von 95 Jahren.

Entwicklungen im systemischen Feld und Gründung von Institutionen bzw. Organisationen

ANDREAS Du bist ja aus der Psychoanalyse und anderen Psychotherapiemethoden gekommen. Hast du gewusst: Es gibt die Mailänder Gruppe und es gibt diesen und jenen Ansatz, oder hat sich das über die Erfahrung in Norwegen so entwickelt?

GUNTHARD Zum Mailänder Team bekam ich über Helm Stierlin Kontakt. Paul Watzlawick vermittelte den Mailänderinnen und Mailändern erste systemische Konzepte, und das Viererteam entwickelte dann das

29 Weber, G. u. H. Stierlin (1989): In Liebe entzweit: ein systemischer Ansatz zum Verständnis und zur Behandlung der Magersuchtsfamilie. Die Heidelberger Familientherapie der Magersucht. Reinbek bei Hamburg (Rowohlt).

30 Schweitzer, J. u. G. Weber (1982): Beziehung als Metapher: Die Familienskulptur als diagnostische, therapeutische und Ausbildungstechnik. *Familiendynamik* 7 (2): 113–128.

31 Wirsching, M., H. Stierlin, B. Haas, G. Weber, B. Wirsching (1981): Familientherapie bei Krebsleiden. *Familiendynamik* 6 (1): 2–23.

Mailänder Modell. Helm Stierlin hat das Team nach einer Tagung in Norwegen eingeladen, und dann kamen sie im Jahr 1977 alle vier zum ersten Mal nach Heidelberg.

Ich hatte sofort den Eindruck, dass ihre Sicht- und Vorgehensweisen sich fundamental von den bisherigen Ansätzen der Familientherapie unterschieden. Bis dahin war vieles in Heidelberg vor allem an den Stierlin-Konzepten und an der Mehrgenerationenperspektive von Iván Böszörményi-Nagy orientiert. Wir kannten schon seit 1977 das Buch *Paradoxon und Gegenparadoxon* der Mailänder und experimentierten mit diesem Ansatz.

1980 veröffentlichte das Mailänder Team dann den bahnbrechenden Artikel »Hypothetisieren – Zirkularität – Neutralität: Drei Richtlinien für den Leiter der Sitzung«. Hier fokussierten sie nicht mehr vor allem auf Abschlussinterventionen, sondern beschrieben innovative systemische Grundorientierungen für das therapeutische Vorgehen in familientherapeutischen Sitzungen und kreative und konkrete Vorgehensweisen, etwa das zirkuläre Fragen. Das war eine neue und systemischere Richtung der Familientherapie, die sehr früh vom Heidelberger Team aufgenommen und auch von ihm weiterentwickelt wurde.

Luigi Boscolo und Gianfranco Cecchin sind dann ab 1982 eine Weile regelmäßig zu Seminaren nach Heidelberg gekommen. Später haben Fritz Simon, ich und die beiden Mailänder vier oder fünf Jahre lang systemische, deutsch-italienische Kurse mit jeweils fünfzig Weiterbildungsteilnehmern in Südtirol durchgeführt. Die wurden von der südtiroler Regierung bezahlt.

Andreas Was würdest du sagen, was war deine große Stärke in der Vierergruppe?

Gunthard Einer meiner Vorzüge war es, dass ich ein gutes Gespür dafür hatte, wenn irgendwo innovative Ideen und Konzepte auftauchten. Die habe ich dann sofort gefördert. Das Mailänder Modell der Familientherapie gehörte dazu. Das haben wir dann teilweise übernommen und haben es mit der Zeit modifiziert, erweitert und vertieft. Ein weiterer innovativer Ansatz war die Aufstellungsarbeit, wie Bert Hellinger sie 1980 zu entwickeln begann.

Etwa 1983 arbeitete ich mit Bernd Schmid – mit dem ich in Wiesloch das Institut für systemische Therapie und Transaktionsanalyse gegründet habe – mit einem Schweizer Astrologieteam zusammen.

Ein Ergebnis eines Horoskops, das das Team für mich erstellte, war, dass ich gute Organisationsfähigkeiten hätte. Das ermutigte mich tatsächlich, mehr Verantwortung im organisatorischen Bereich zu übernehmen.

Zu der Zeit traten die Mailänder Männer mit der Frage an mich heran, ob ich Interesse hätte, gemeinsam mit ihnen, Klaus Deissler und Peter Gester vom Marburger Institut in Deutschland ein systemisches Institut zu gründen. Das war für mich ein attraktives Angebot. Wir trafen uns zwei Mal zu fünft am Gardasee. Dann war mir klar, dass ich ohne die Heidelberger Gruppe kein Institut gründen wollte. Ich schlug vor, dass wir mit der Heidelberger Gruppe, den beiden Mailändern und den Marburgern gemeinsam ein Institut gründen. Daraus wurde dann ab 1984 die *Internationale Gesellschaft für Systemische Therapie* (IGST). Die Mailänder kamen von Zeit zu Zeit nach Heidelberg, und Klaus Deissler orientierte sich wieder nach Marburg – unter anderem auf die Herausgabe der *Zeitschrift für systemische Therapie*. Peter Gester blieb in Heidelberg und gründete später, 2008, im Elsass das Missing-Link-Institut.

ANDREAS Wie ging es in der IGST weiter?

GUNTHARD Nachdem Helm Stierlin 1991 emeritiert wurde, drohte in meiner Wahrnehmung die Heidelberger Gruppe auseinanderzugehen. Ich wollte sie gern zusammenhalten und bin noch einmal von Wiesloch nach Heidelberg gekommen. Andrea Ebbecke-Nohlen, Fritz Simon, Hans-Rudi Fischer, Arnold Retzer, Peter Gester und ich mieteten dann unweit der Uniabteilung in der Kussmaulstraße 10 in Heidelberg eine geräumige Villa – leider waren die Räume dort sehr unterschiedlich groß – und zogen dort ein. Gunther Schmidt hatte schon seit 1986 sein Milton-Erickson-Institut in Heidelberg-Neuenheim.

Als wir 1989 den Carl-Auer Verlag gründeten, habe ich gesagt: »Lasst uns den Verlag mit allen zehn Teammitgliedern gründen.« Es war nicht so, dass ich, wie es Fritz Simon beschreibt, nicht an den Erfolg des Projekts geglaubt hätte. Ich bin in einer Bindungsfamilie groß geworden, und ich bin oft eher derjenige, der moderiert und zusammenhält, während Fritz da radikaler ist und schaut, was wir brauchen, um erfolgreich zu sein. Wir haben den Verlag also zu zehnt gegründet. Heute sind wir im Verlag noch drei Gesellschafter, Fritz Simon, Bernhard Trenkle und ich.

ANDREAS Das heißt, auch trotz deines Weggangs vom Institut 1982 ist die Heidelberger Gruppe über die Gründung der IGST hinaus aufrechterhalten geblieben?

GUNTHARD Ja, so war es, aber die Gruppe hatte in der IGST dann teilweise eine andere Zusammensatzung als die Uniabteilung in der Mönchhofstraße. Gunther ist 1986 aus dem Uni-Institut ausgeschieden, und Arnold Retzer ist dazugekommen und ist Oberarzt der Abteilung geworden. Wann Jochen Schweitzer in die Abteilung gekommen ist, weiß ich nicht genau, wahrscheinlich in den späten 80er-Jahren.

ANDREAS Also, du warst dann am Projekt beteiligt, aber nicht mehr an der Abteilung?

GUNTHARD An dem Forschungsprojekt zur Familientherapie manisch-depressiven Verhaltens war ich bis etwa 1988 beteiligt, dann bis 1996 noch Teammitglied in der Kussmaulstraße und zwölf Jahre Vorsitzender der IGST.

ANDREAS Durch das Forschungsprojekt hat es anscheinend eine deutliche Verdichtung der Zusammenarbeit gegeben …

GUNTHARD Ja, eine Verdichtung in dem Viererteam gab es schon, aber in der Zeit nach 1983 kam ich immer nur für einen Tag in der Woche zu dem Projekt. Dann sahen wir dienstags immer zwei bis drei Familien zusammen, zwei von uns vor der Einwegscheibe, die die Familiengespräche führten, die anderen beiden hinter der Scheibe – immer in unterschiedlichen Zusammensetzungen –, mit Unterbrechungen, in denen wir das Geschehen gemeinsam beleuchteten und das weitere Vorgehen planten. Im Projekt war Helm Stierlin gleichberechtigtes Teammitglied und nicht der Chef.

ANDREAS War es für dich nicht mehr reizvoll, dort zu sein, am Institut, oder …?

GUNTHARD Nein, so war es nicht. Die Arbeit in der Abteilung war hoch interessant und befriedigend für mich. Nach sechs Jahren an der Stierlin-Abteilung und insgesamt zehn Jahren an der Universität Heidelberg war es, nachdem ich nicht an der Universität bleiben wollte, für mich richtig, mich neu zu orientieren. Helm Stierlin ahnte 1981, dass ich gehen wollte, und bat mich, noch eine Weile zu bleiben. Ich glaube, es war 1982, als er mich ungewohnt sachlich aufforderte: »Gunthard, du erscheinst am Montag bei mir um 11 Uhr in meinem Büro.« Ich ging pünktlich hin. Er sagte: »Setz dich dort hin. Ich will dir etwas sagen. Also, ich freu' mich, dass wir so gut zusammenarbeiten. Ich habe in der letzten Zeit wahrgenommen, dass du in der Familientherapie besser geworden bist als ich. Das möchte ich sehr anerkennen, und ich würde mich freuen, wenn du noch ein bisschen bleibst.« Ich blieb dann noch bis Ende 1982.

ANDREAS Er hatte es schon geahnt *(lacht)*.

GUNTHARD Andernfalls wäre ich wahrscheinlich schon etwas früher gegangen. Auf die Stellen von Michael Wirsching und mir kamen Fritz Simon und Gunther Schmidt, und mit Fritz habe ich, nachdem ich für das Projekt tageweise wieder eingestiegen bin, viele gute Sachen zusammen gemacht und viel angeregt.

ANDREAS Das hat von Beginn an so geklickt?

GUNTHARD Ja, das ist jetzt eine 40-jährige, sehr gute und faire Zusammenarbeit in ganz unterschiedlichen Bereichen, für die ich sehr dankbar bin. Wir hatten oft Spaß daran, neue Ideen und Projekte zu konzipieren und zu verwirklichen. Ich könnte mir z. B. nicht vorstellen, mit jemand anderem gemeinsam am Laptop zu sitzen und innerhalb eines Nachmittags mit Spaß eine Kolumne der »Post aus der Werkstatt« für die *Familiendynamik* zu schreiben. Wir sind so unterschiedlich, konnten jedoch unsere Unterschiedlichkeit kreativ nutzen, etwa bei binären Interventionen. Wir nannten das *Splittings*. Der eine vertritt die eine Meinung, der andere eine gegensätzliche. Oder wir haben die Weiterbildungskandidaten aufs Glatteis geführt. Einmal wollten wir in einem Psychiatrieseminar etwas über manisch-depressive Dynamiken vermitteln. Wir kamen aus der Mittagspause, und ich eröffnete die Nachmittagssitzung: »Fritz und ich konnten uns in einer Sache nicht einigen. Ich finde, die Gruppe sollte mehr strukturierte Informationen bekommen. Wir sollten mehr Handouts mit geordneten Informationen ausgeben, in denen wir aufschreiben, was man wie machen kann und wie wir das sehen.« Fritz sagte dann: »Nein, nein, da bin ich völlig anderer Meinung. Ich bin mehr für das Kreative, für das lockere Lernen.« Wieder ich: »Wir konnten uns also nicht einigen und möchten gerne von euch wissen, wie ihr das seht als Gruppe.« Wie erwartet geschah in der Gruppe eine spiegelbildliche Spaltung. Die einen plädierten für das ordentliche, strukturiertere Lernen, die anderen für das lebendige, lockere. Daraufhin wieder ich: »Ich möchte die Diskussion jetzt beenden und fange mal an, euch etwas über die Dynamiken in den Familien mit manisch-depressiven

Verhaltensweisen zu vermitteln: In diesen Familien gibt es oft einen ordentlichen und einen lockeren, hypomanischen Teil.« Das sorgte für Aufruhr und Heiterkeit in der Gruppe, weil es uns wieder einmal gelungen war, das, was wir vermitteln wollten, in der Gruppe erfahrbar zu inszenieren.

ANDREAS Ja, das klingt erfahrungsorientiert.

GUNTHARD Wir haben die Dynamik des Manisch-Depressiven gespiegelt durch unsere Intervention in der Gruppe, und haben es dann veröffentlicht. Die meisten dieser Psychiatrieseminare fanden in dem damaligen Institut in Wiesloch statt, das ich nach meinem Weggang aus der Stierlin-Abteilung gemeinsam mit Bernd Schmid gründet hatte.

Weil ich die Befürchtung hatte, die Heidelberger Gruppe könnte auseinanderfallen, bin ich dann noch mal nach Heidelberg zurückgekehrt, in die Kussmaulstraße.

ANDREAS Wie ging es dann weiter?

GUNTHARD Helm Stierlin zog nach seiner Emeritierung 1991 nicht mit in das IGST-Institut in der Kussmaulstraße. Ich denke, das förderte unter anderem die dann einsetzenden Diadochenkämpfe und Rivalitäten im Team mit heftigen gegenseitigen Abwertungen in der IGST-Gruppe. Ich hielt das nicht mehr aus. Das Ergebnis war schließlich, dass ich 1996 das Institut verließ und 1999 in Wiesloch ein eigenes Institut gründete, das Wieslocher Institut für systemische Lösungen (WISL). Später stiegen dann auch weitere Mitglieder der IGST-Gruppe wie Gunther Schmidt und Andrea Ebbecke-Nohlen aus und gründeten 2002 mit Jochen Schweitzer, Fritz Simon und Liz Nicolai das Helm Stierlin Institut.

ANDREAS War das innerhalb der Heidelberger Gruppe oder war das schon in diesen erweiterten Kreisen?

GUNTHARD Das betraf schon die erweiterte Gruppe.

Mit Arnold Retzer hatte ich später noch einen heftigen Konflikt. Er ist einer der ganz wenigen Menschen, mit denen ich nichts mehr zu tun haben will, obwohl ich ihn als Therapeut und Theoretiker schätze. Da möchte ich hier aber nicht näher darauf eingehen.

ANDREAS Klar.

GUNTHARD Die Gründung des *Helm Stierlin Instituts* war eine gute Entscheidung. Die Beziehungen der Institute untereinander haben sich inzwischen wieder weitgehend normalisiert, und die beiden Institute existieren heute ziemlich entspannt nebeneinander.

Humanitäre Herzensprojekte

ANDREAS Was jetzt noch spannend wäre: Du hast ja einige humanitäre Projekte aufgebaut …

GUNTHARD Nicht viele.

ANDREAS Kannst du darüber ein bisschen erzählen?

GUNTHARD Ja, gerne. Ich war 1967 und 1972 in Südafrika und da überwiegend in anglikanischen Missionshospitälern. Und das hat mich sehr bereichert. Ich habe die Apartheid gut kennengelernt, und gesehen, wie schlimm das für die Leute ist. Das hat mein Engagement für Afrika geprägt. Dazu kommt, dass ich in der Studentenbewegung aktiv war. Nicht ganz auf der linken Seite, aber ich war da beteiligt, und was wir dort besprochen haben, hat mich sehr angeregt. Ich habe dann zuerst gedacht, ich engagiere mich in meinem Beruf für Unterprivilegierte. Deshalb bin ich Psychiater geworden. Und das andere war: Durch das Afrika-Engagement habe ich gelernt: Es ist gut, was zur Entwicklungshilfe beizutragen.

ANDREAS Was hast du da genau gemacht?

GUNTHARD 2004 wurde ich von einer Familientherapeutin aus Frankfurt, die bei mir in einem Kurs war, eingeladen. Ruth und Wilfried Hoffer lebten in Mali und haben dort erste Projekte gemacht. Sie hat mich angerufen und gesagt: »Du musst unbedingt mal nach Mali kommen!« Und ich habe gedacht: »Ah, Mali, Sahelzone, kein Wasser.« – »Nein«, sagte sie, »da gibt es einen großen Strom, den Niger, der ist wunderbar. Komm doch mal!« Das habe ich gemacht, und wir hatten eine *wunderschöne* Reise. Das habe ich damals noch mit meiner Frau Nele gemacht, sie ist ja inzwischen gestorben. Dann gab es eine zweite Reise, die war beinahe noch intensiver. Wir waren dort auf einem Musikfestival der Tuareg inmitten der weißen Sandwüste. Ich habe mir gedacht: Ich wollte immer was für Afrika tun, jetzt mache ich das. Wir haben wir uns mit dem Ehepaar Hoffer und einer Malierin zusammengesetzt und beschlossen: Wir machen Schulbildung Begonnen haben wir mit einem Zentrum, das heute immer noch existiert. Jetzt sind da 50 junge Mädchen und Frauen, die regelmäßig zur Schule gehen und dort versorgt werden. Viele davon sind Waisen oder Halbwaisen, die nie hätten zur Schule gehen können. Die wären alle mit fünfzehn Jahren verheiratet worden oder wären irgendwo anders gelandet. Viele fliehen dann aus dem Land, weil sie mit alten Männern verheiratet werden sollen.

Andreas Unvorstellbar …

Gunthard Das Engagement hat sich dann einfach ausgedehnt. Ich habe einen Verein gegründet,[32] und die Malier haben einen Verein gegründet, und wir haben sieben Schulen gebaut. Ich fördere verschiedene Dörfer in ihrer Entwicklung. Das ist eine ganz schöne Arbeit. Bis 2017 hatte ich den Vorstand des Vereins. Zwei Jahre vorher hatte ich schon die Idee: Wir müssen uns stärker auf die Berufsausbildung konzentrieren. Wir brauchen Arbeitsstellen, und wir müssen erreichen, dass die Frauen nicht nur Kinder kriegen, sondern dass sie ihre Eigenständigkeit gewinnen. Das lief ein bisschen holprig am Anfang, und ich habe mich entschieden, etwas für die Landwirtschaft zu tun.

Die malische Bevölkerung wächst exponenziell. Es wird dort auf alle Fälle in absehbarer Zeit Hungersnöte geben. Viele Malier haben jetzt schon oft wenig zu essen, ich habe dort viel Not erlebt. Was ich besonders Schließlich habe ich mich entschieden, ein landwirtschaftliches Berufsbildungszentrum aufzubauen.

Andreas Wie bist du das angegangen?

Gunthard Ich hatte zunächst eine Mannschaft, die aus dem Verein *Häuser der Hoffnung* kam, die waren alle zu psychosozial. Mit denen konnte ich das letztlich nicht machen.

Andreas Was meinst du mit »zu psychosozial«?

Gunthard Die waren zu helferisch und hatten zu wenig Ahnung von Management und Organisation. Sie waren zwar engagiert, aber eher so auf die Weise »den Armen helfen«. – Na ja, das ist jetzt ein bisschen übertrieben.

32 Häuser der Hoffnung – Schulbildung für Afrika e. V.

Andreas Klar, aber ich verstehe, was du meinst.

Gunthard Ich habe mir also neue Leute gesucht. Die zweite Reise in Mali wurde organisiert von einem Ökonomen, der schon lange in der Entwicklungshilfe in Mali tätig war. Es hat mir sehr gefallen, wie er diese Reise organisiert hat: Er war nur im Hintergrund, und alles hat funktioniert. Das war so behutsam gemacht, und der hatte so was Preußisches und gleichzeitig was Charmantes. Ich bin zu ihm hingegangen und habe gesagt: »Kannst du mich mal beraten?« Das hat er gemacht. Und am Schluss der Beratungsstunde hat er gesagt: »Hör mal, das ist ein wunderbares Projekt. Das passt im Augenblick genau in die Landschaft. Frauenförderung und Landwirtschaft – das ist toll! Wenn du Interesse hast, würde ich mit dir zusammenarbeiten.«

Henner Papendieck kennt die malische Gesellschaft. Er hat dort vierzehn Jahre gearbeitet und hat einen Orden der malischen Regierung bekommen. Er weiß gut Bescheid und ist im Management gut. Und jetzt machen wir beide dieses Projekt. Das ist inzwischen ein 10-Millionen-Projekt.

Andreas Das ist eine ordentliche Summe!

Gunthard Ja, das ist ein Riesending. Es ist nach dem dualen System aufgebaut, wie in Deutschland, mit Lehrzeit und Praxiszeit. Wir haben einen schönen Campus errichtet mit einer schönen, großen Halle. Es wird mal ein Veranstaltungszentrum für die ganze Gegend, das zeigt sich jetzt schon. Und natürlich haben wir auch einen praktischen Betrieb aufgebaut. Im Augenblick bauen wir eine Riesenhalle, 90 Meter lang, für die Verarbeitung und Lagerung von Gemüse und landwirtschaftlich Erzeugtem. Das Grundstück ist fünf Hektar groß, und dann gibt es noch einen Garten von einem Hektar, wo die Auszubildenden – das sind Frauen von 16 bis 25 Jahren – eigene Beete bekommen, an denen sie versuchen können. Es geht uns darum, die Kleinbauern – und besonders die Frauen, die machen nämlich die meiste Arbeit – zu fördern. Aktuell haben wir eine interessante Erfahrung gemacht: Es gibt genug Wasser. Und das ganze Zentrum, ein großes Zentrum, wird mit Solarenergie betrieben.

Andreas Wahnsinn!

Gunthard Unsere Erfahrung aus den ersten Versuchen der Landwirtschaft mit verbesserten Böden und besserem Saatgut ist, dass wir bei uns auf dem Land damit rechnen können, drei- bis viermal bessere Ernten zu bekommen als die Kleinbauern. Wir bringen den jungen Frauen bei, wie man das macht. Bis zur Profession bleiben sie ein Jahr bei uns im Internat. Wir haben 50 Internatsplätze. Die Absolventinnen gehen dann raus in die Welt, und wir geben ihnen Supervisionen, wie sie das, was sie gelernt haben, zu Hause verwirklichen können – sei es Hühnerzucht, sei es was immer sie wollen. Das wird im Augenblick als ein Leuchtturm-Projekt wahrgenommen.

Andreas Davor kann man nur höchsten Respekt haben. Die Frage, wofür du brennst, ist damit klar beantwortet.

Gunthard Ja, und ich bekomme da mindestens ebenso viel raus, wie ich reinstecke. Gerade vor zwei, drei Monaten ... Das ist eine schöne Geschichte: Wir haben dort ein relativ gutes Medienzentrum und eine gute Infrastruktur mit Internet und so weiter aufgebaut. In der allerersten Gruppe, die ins Mädchenzentrum kam, waren zwei Schwestern, acht und zehn Jahre, frisch verwaist, die habe ich sofort ins Herz geschlossen und die haben sich beide toll gemacht. Sie haben bei uns die Grundschule absolviert und schließlich bei uns Abitur gemacht. Die eine ist Lehrerin geworden, sie ist eine der wenigen, die zur Universität gegangen sind. Die andere hat Telekommunikation gelernt. Und darin war sie so gut, dass das Erziehungsministerium ihr das Studium bezahlt hat. Sie ist dann IT-Ingenieurin geworden, und jetzt haben wir sie angestellt in unserem neuen Zentrum. Sie macht das wirklich toll.

Ich habe zur Leiterin des Mädchenzentrums gesagt: »Ich würde gerne mal ein paar Frauen sehen, die bei uns die Grundschule besucht und einen Beruf gelernt haben, um zu sehen, wie es denen heute so geht und was sie machen. Könntest du das für nächstes Jahr mal vorsehen?« Da hat sie gesagt: »Das machen wir gleich«, hat rumtelefoniert, und am nächsten Wochenende kamen dann 28 Frauen, teilweise mit Kindern. Die hatten sich ihre Männer selbst ausgesucht. 27 von den Frauen arbeiteten. Nur eine hatte keine Stelle gekriegt. Die hatte Elektrikerin gelernt, und das ist sehr schwierig, wenn eine Frau in Mali Elektrikerin ist. Aber auch sie war glücklich. Und diese strahlenden Gesichter zu sehen von selbstbewussten schwarzen Frauen – das ist ein solches Vergnügen, das glaubst du nicht.

Alles, was ich im Leben gemacht habe, habe ich mit einer guten Energie und mit Spaß gemacht. Ich habe immer darauf geachtet, mit meiner Energie zu gehen: Wo zieht es mich hin? Wo will ich weitermachen? Wo es gestockt hat, habe ich aufgegeben, und dann bin ich weitergegangen. Das Systemische war für mich wie erlösend. Die Aufstellungsarbeit auch noch mal. Die hat mich sehr glücklich gemacht. Und die Afrika-Projekte sind einfach – natürlich kostet das viel Arbeit. Da musst du ja immer Geld sammeln. Aber ich habe immerhin pro Jahr meistens 220.000 bis 250.000 Euro gesammelt. Damit habe ich die Vorhaben in Afrika finanziert.

ANDREAS Beeindruckend!

GUNTHARD Inzwischen habe ich eine Stiftung gefunden, die uns unterstützt. Wir haben mit ein bis zwei Millionen Euro angefangen, und jetzt sind wir bei zehn Millionen. Es läuft fantastisch. Ich warte immer auf die Katastrophe, aber sie kommt nicht. Wir arbeiten mit einigen wunderbaren Firmen in Mali zusammen – auch einer deutsch-malischen Solarfirma.

In Mali will jeder Geld oder Einfluss haben. Gemeinwohl spielt keine Rolle. Da musst du aufpassen: Wer drängt sich rein und könnte alles übernehmen? Wir haben niemanden reingelassen.

Vorige Woche hat der Minister unser Zentrum besucht. Es ist unser vierter Minister, es gab ja Umstürze in Mali. Aber dieser scheint gut zu sein. Er ist mit 50 Leuten gekommen, um das Zentrum zu besuchen.

Also das ist heute mein Hauptengagement. Ich hätte noch mehr Ideen. Ich bin so gerne ein Gründer. Fritz Simon hat auch viele gute Ideen, aber ist eigentlich ein fauler Hund.

ANDREAS *(lacht)* Das hat er selbst auch gesagt.

GUNTHARD Hat er? Ich glaube, ich war oft der Umsetzer.

4 Unter der Lupe

Jetzt wird noch einmal fokussiert. In diesem Teil finden Sie ergänzende und erweiternde Gedanken zu einigen Themen, die in den bisherigen Abschnitten schon vorgestellt wurden. Es handelt sich um Ausschnitte aus Einzelinterviews.

Organisation von Kongressen als strategische Intervention zur Verbreitung der Konzepte

Fritz Bevor ich da war und bevor Gunther da war, hat es schon einen familientherapeutischen Kongress in Heidelberg gegeben, nämlich von Helm Stierlins Institut, organsiert hauptsächlich von Michael Wirsching und Gunthard Weber in Kooperation mit der DAF, der Deutschen Arbeitsgemeinschaft für Familientherapie. Ich bin damals als Teilnehmer hingefahren und habe mir das angeschaut. Da waren auch schon internationale Referenten. Unsere Vorgänger hatten bereits angefangen, auf diese Weise Publicity zu machen. Auch da war Helm schon der Treiber.[33] Er suchte immer die großen Auftritte.[34] Wir haben dann einen neuen Kongress geplant, 1985 sollte der stattfinden. Ich bin Ende 1982 nach Heidelberg gekommen. Solche Kongresse muss man ja langfristig planen, ein Jahr mindestens, besser anderthalb Jahre vorher. Uns wurde schnell klar, dass viele Leute teilnehmen würden. Familientherapie war damals für viele Kollegen interessant. Damals bestand in der sich herausbildenden familientherapeutischen Community der Konflikt zwischen psychoanalytisch-psychodynamisch orientierten Modellen und den eher systemischen Ansätzen bzw. ihren jeweiligen Protagonisten. Solche Konflikte sind, wenn sie öffentlich ausgetragen werden, ja meistens auch umsatzträchtig. Da wollen viele Leute dabei sein, sei es als Schlachtenbummler, sei es als Parteigänger. Und dann gibt es auch noch diejenigen, die noch nicht wissen, wie sie sich orientieren sollen. Das war damals unsere Einschätzung der Situation.

33 Gunthard Der Kongress war hauptsächlich die Initiative von Michael und mir.
34 Gunthard Stimmt das?

Daher hatten wir die Fantasie, dass viele Leute kommen würden, zumal alle Autoritäten, und dass jeder, der Rang und Namen hatte, teilnehmen würde. Wir waren auch zuversichtlich, dass wir mit dem Kongress Geld verdienen würden. Unsere Überlegung war: Wenn wir das als Uni-Abteilung organisieren, dann geht das Geld an die Uni. Also gründen wir einen Verein, der das organisiert. So gründeten wir den *Verein zur Förderung der Familienforschung und Familientherapie.*

Gunther Schmidt, Helm Stierlin und ich gingen also zum Amtsgericht in Heidelberg und haben da erst klären können, dass auch Ausländer in Deutschland Vereine gründen dürfen. Helm Stierlin hatte keinen deutschen Pass, sondern einen amerikanischen. An dem Kongress[35] haben dann 2.500 Personen teilgenommen. Da nur 1.300 in den großen Saal der Heidelberger Stadthalle passten, mussten wir die Vorträge auf Video in die Nebensäle übertragen.

Was den Kongress für mich bemerkenswert gemacht hat, ist, dass wir ihn strategisch geplant haben. Unser heimliches Ziel war, diese beiden Fraktionen zusammenzuführen und dafür zu sorgen, dass die Systemiker als Gewinner rausgehen.[36] Das stand nicht im Programm, aber es war unsere heimliche Zielsetzung. Und um das wahrscheinlicher zu machen, haben wir die Redner immer strategisch hintereinander positioniert. Iván Böszörményi-Nagy, zum Beispiel, war ein sterbenslangweiliger Redner. Ich weiß nicht mehr, wen wir dann hinterher platziert haben, aber es war sicher jemand mit hohem Unterhaltungswert. Gianfranco Cecchin oder auch Mara Selvini, ich weiß nicht mehr genau, wir müssten das alte Programm noch mal raussuchen. Auf jeden Fall haben wir die Redner strategisch positioniert und uns dann Sachen einfallen lassen, die bei den Teilnehmern in Erinnerung bleiben, wie die Aufführung von *Instant Hamlet,* einem von Helm Stierlin umgeschriebener Hamlet in Elisabethanischem Englisch mit allen Referenten als Schauspielern.

Ab diesem Kongress fungierte dann eher das systemische Modell als Leitparadigma im deutschsprachigen Feld für Familientherapie. So würde ich das zumindest beschreiben. Das heißt nicht, dass die anderen ihre Institute zugesperrt hätten oder niemand sich angemeldet hätte, aber eigentlich haben wir in Heidelberg dann die Richtung der Szene weitgehend bestimmt.

---

35 »Familiäre Wirklichkeiten. Der Heidelberger Kongress«. Heidelberg, Mai 1985.
36 GUNTHARD War das wirklich unsere Absicht?

Diese Funktion als Zentrum wurde auch dadurch unterstützt, dass Helm Stierlin zusammen mit Josef Duss-von Werdt 1976 die erste familientherapeutische Zeitschrift gegründet hatte und herausgab, die *Familiendynamik*. Sie erschien vier Mal jährlich beim Klett-Cotta Verlag. Dadurch war für uns der Zugang zur Öffentlichkeit nicht schwer, das heißt, wir konnten ein größeres Publikum erreichen. Wir haben in der Folge relativ viele Kongresse organisiert, die dann immer auch als Intervention ins Feld geplant waren. Da hatte unser Kollege Hans-Rudi Fischer immer eine wichtige Rolle. Er war zwar in unserem Team randständig und spielte inhaltlich keine Rolle, aber er war unheimlich belesen und konnte immer Tipps geben, welcher Autor etwas geschrieben hatte, was zu unseren Konzepten passte. Außerdem war er ein genialer Einlader zu Kongressen. Er schaffte es, dass alle irgendwie prominenten Autoren – auch Philosophen, die mit uns Praktikern eigentlich wenig zu tun hatten, aber aus konstruktivistischer Sicht etwas Interessantes zu sagen hatten – als Referenten zu unseren Kongressen kamen. Er kannte ihre Arbeiten, redete am Telefon wenig und ließ sie reden, aber wenn er redete, zeigte er, dass er ihr Werk kannte. Das war für die meisten Geistesfürsten Grund genug, nach Heidelberg zu kommen.

Was die Planung von Kongressen oder anderen Veranstaltungen betrifft, hatten wir das – leider nicht immer realisierbare – Ideal, Form und Inhalt zur Deckung zu bringen, d. h. das behandelte Thema für die Teilnehmer auch erlebbar zu machen. Besonders heraus ragt in dieser Hinsicht der Konstruktivismus-Kongress 1990.[37] Wir hatten eine Gruppe von Aktionskünstlern engagiert, die »Story Dealer AG«. Auch sie hatte Hans-Rudi Fischer aufgetrieben. Die Gruppe hat – und das war wirklich vom Feinsten – vom ersten Moment an die Idee gestreut, es würde im Rahmen des Kongresses ein Experiment stattfinden, und ein Vortrag sei Fake-Science.

Andreas Geniale Idee! *(Lacht)*

Fritz Das führte dazu, dass die Spannung im Laufe der Tage stieg: Welcher Vortrag ist denn nun fake? Als ein bekannter Hirnforscher gegen Ende des Kongresses einen Vortrag über »Hirntransplantationen« hielt, schien es klar, dass dies der Fake-Vortrag sein musste. Der

37 »Die Wirklichkeit des Konstruktivismus. Wie kommt Wirklichkeit zustande?«, Heidelberg, 15.–18.8.1992.

arme Referent wusste nicht, was ihm geschieht, als das Auditorium auf die ernstesten Passagen seines Vortrags mit Lachanfällen reagierte. Sein Vortrag war keineswegs fake! Es gab überhaupt keine einzige Veranstaltung, die dieses Etikett verdient hätte. Aber die Erwartung und Aufmerksamkeit der Teilnehmer war über mehrere Tage in diese Richtung fokussiert worden, sodass sie diese Erwartung bestätigt fanden. Es war eine Konstruktion, eine kollektive Wirklichkeitskonstruktion, die reale soziale Folgen – das Lachen des Auditoriums – hatte. Es gab kaum einen Teilnehmer, der nicht mit einem tieferen Verständnis, was unter Konstruktivismus zu verstehen ist, nach Hause gefahren wäre. Ich treffe heute noch manchmal Leute, die bei diesem Kongress waren und immer noch darüber rätseln: War es nun fake oder war es nicht fake? Die Idee des Konstruktivismus war nicht nur auf einer theoretischen Ebene vermittelt worden, sondern auf der Erlebensebene.

Das war unsere wichtigste Strategie, dass wir stets versucht haben, Theorie und Erleben so zur Deckung oder zu einer gegenseitigen Bestätigung zu bringen.

1996 haben wir einen Kongress[38] veranstaltet und ihm, weil einigen von uns die Hellinger-Szene so etwas Fundamentalistisches zu haben schien, den Titel »Fundamentalismus und Beliebigkeit« gegeben.[39] Da Bert Hellinger zu der Zeit der bestverkaufte Autor im Carl-Auer Verlag war, habe ich dann dafür gesorgt, dass wir im Verlag auch das damals beste Buch über Sekten[40] publizieren konnten.[41] Die Zusammensetzung der Referenten war, dem Thema entsprechend, konfliktträchtig.

Am meisten Widerspruch haben wir durch die Einladung von Peter Singer bekommen. Um ihn ranken sich jede Menge Kontroversen. Er ist Australier, Philosoph mit damals einem Ethik-Lehrstuhl in Oxford. Er ist einer der Gründer von PETA, einer internationalen Vereinigung gegen Tierversuche. Der Grund, warum er so umstritten ist, liegt aber nicht in seinem Engagement für Tierrechte, sondern in seiner Ansicht, dass man schwer behinderte Kinder bei der Geburt nicht am Leben halten sollte. Und das ist natürlich ein hochbrisantes

38 »ScienceFiction – Fundamentalismus und Beliebigkeit in Wissenschaft und Therapie«. Heidelberg, 1.–5. Mai 1996.

39 Gunthard Das ist eine schicke nachträgliche konstruierte Begründung.

40 Singer, M (1997): Sekten: wie Menschen ihre Freiheit verlieren und wiedergewinnen können. Heidelberg (Carl-Auer).

41 Gunthard Auch wieder ein nachträglich konstruierter Zusammenhang, aber zugegeben: elegant konstruiert!

Thema. Peter Singer konnte schon zehn Jahre, bevor wir den Kongress organisierten, nicht mehr öffentlich in Deutschland auftreten, weil dies von Behindertenverbänden stets verhindert worden war. Nachdem wir ihn dann eingeladen hatten, sagte gleich ein Teil unserer Referenten aus Protest ab. In der Presse gab es Diskussionen, eine ungeheure, sehr zwiespältige Publicity. Behindertenverbände veranstalteten eine Demonstration. Durch die Heidelberger Fußgängerzone marschierten Unmengen von Leuten mit Plakaten, Hunderte von Rollstühlen wurden durch die Heidelberger Hauptstraße geschoben. Und da der »schwarze Block« angekündigt hatte, den Kongress zu sprengen, fand der ganze Kongress unter Polizeischutz statt. Konkret hieß das: Wer die Heidelberger Stadthalle, wo der Kongress veranstaltet wurde, betreten wollte, musste sich einen Weg durch einen Kordon von Polizisten, mindestens eine Hundertschaft, bahnen. Obwohl so sicher nicht geplant, war es uns gelungen, das Thema zu inszenieren. Als wir aufgrund der Bedrohung Peter Singer wieder ausluden, hat eine andere Fraktion von Referenten, welche die Wissenschaftsfreiheit dadurch bedroht sahen, abgesagt. Wir hatten also nicht nur den Konflikt *Fundamentalismus vs. Beliebigkeit*, sondern auch den *Meinungs- und Wissenschaftsfreiheit vs. Moral* inszeniert, oder besser gesagt: Er hatte sich selbstorganisiert in Szene gesetzt.

Doch damit war die Angelegenheit nicht beendet. Denn wir hatten wieder die mit uns kooperierenden Aktionskünstler der Story Dealer AG eingeladen. Sie haben im Laufe der Tagung für alle sichtbar und in seinem Zweck nicht durchschaubar auf der Bühne einen Altar aufgebaut. In der Mitte befand sich ein Bildschirm. Und dann haben sie – ohne unser Wissen – den von uns ausgeladenen Peter Singer über Videokonferenz per Satellit eingeblendet. Das führte nun dazu, dass sich ein Teil der Teilnehmer des Kongresses überrumpelt fühlte. Zu einem Kongress mit Peter Singer wären sie nicht gekommen. Viele verließen den Saal. Für den nächsten Tag war zum Abschluss eine Plenarveranstaltung geplant. Wir vier Organisatoren (Gunthard Weber, Arnold Retzer, Hans Rudi Fischer und ich – Gunther war da nicht dabei) mussten irgendwie auf den Skandal – denn so wurde es erlebt – reagieren. Wir vier setzten uns aufs Podium, und ich übernahm die Moderation. Ich ging ans Mikrofon und sagte: »Alle waren ja gestern dabei und haben erlebt, was passiert ist. Es hat viele betroffen gemacht, und viel ausgelöst. Ich denke, wir müssen darüber reden. Wir haben im Saal zwei Mikrofone aufgestellt. Wenn jemand etwas sagen will – bitte sehr.«

Das führte dazu, dass die Leute, die was sagen wollten, sich hinter den Mikrofonen aufreihten, sehr diszipliniert. Ich musste nichts weiter moderieren. Es ging hin und her. Nicht nur abwechselnd zwischen den beiden Mikrofonen, sondern auch zwischen den Meinungen. Die einen haben ihrer Empörung Luft gemacht, und die anderen haben ihre Begeisterung geäußert, dass wir das gewagt haben. Über die Zeit wurden auf diese Weise alle Schattierungen der Ambivalenz artikuliert. Das Ganze dauerte zwei Stunden, bis dann keiner mehr etwas zu sagen hatte und niemand mehr vor einem Mikrofon stand. Erst dann konnten die Kollegen auf dem Podium ihre persönliche Stellungnahme als Organisatoren abgeben.

Am Ende waren die meisten Teilnehmer ziemlich zufrieden mit der Ernsthaftigkeit, mit der das Thema behandelt werden konnte. Niemand, so war mein Eindruck, ist mit bösem Blut abgereist – es sei denn, er ist schon am Abend zuvor abgereist.

Erfolgsrezept 8:

Tagungen, Kongresse und ähnliche Veranstaltungen können in Szene gesetzt werden, um eigene Ideen einem möglichst großen Publikum vorstellen zu können. Inszenierte Konflikte und Unsicherheiten können die Aufmerksamkeit erhöhen und zieldienlich genutzt werden. Es bleibt dabei natürlich ein Restrisiko.

Konkurrenz unter den Systemikern und Gründung der Systemischen Gesellschaft

Andreas Gab es unter den Systemikern in Deutschland Konkurrenz?

Fritz Ja, da gab es große Konkurrenz. Das größte Institut war das Weinheimer Institut, gegründet von Maria Bosch. Es gehörte zur Schule von Virginia Satir. Dazu gehörte, zum Beispiel, Arist von Schlippe, um mal den wahrscheinlich Bekanntesten zu nennen. Dort wurde ein Ansatz vertreten, bei dem weit mehr als im Mailänder Modell auf das Individuum geschaut wurde. Die selbsternannten »Systemiker« (wie wir), die das System in den Mittelpunkt der Aufmerksamkeit stellten, haben immer ein bisschen auf die anderen Institute wie auch die Weinheimer herabgeschaut. Nicht ganz zu Recht, wie ich heute sagen würde. Die waren eher praxisorientiert und nicht so sehr wissenschaftlich oder theoretisch engagiert.

Dann gab es das »Hamburger Institut für systemische Studien«, das sich als systemisch verstand. Am bekanntesten war da Kurt Ludewig, der eines der Bücher Maturanas übersetzt hat.[42]

Auch in Köln gab es ein sehr aktives Institut, dessen bekanntester Repräsentant Tom Levold war, und in Marburg das Institut von Klaus Deissler, und noch einige andere, die es ja heute alle auch noch gibt.

Zwischen diesen Instituten – ohne dass dabei jetzt eines besonders herausgehoben werden müsste – gab es immer eine gewisse Rivalität. Dabei haben wir uns in einer uns durchaus bewussten Arroganz präsentiert. Wir haben uns einfach nicht um die anderen gekümmert, was die sehr gekränkt hat. Das hat sich dann ein wenig geändert, als wir 1985 die Tagung »Lebende Systeme«[43] organisiert haben, mit Francisco Varela, Heinz von Foerster und Niklas Luhmann. Denn wir haben versucht, die anderen Institute einzubinden, indem wir ihre bekanntesten Akteure als Workshop-Leiter oder Interviewer der drei Protagonisten einluden.

Die Systemische Gesellschaft zu gründen, war ja auch ein strategischer Schritt. Tom Levold, Gunthard Weber und ich hatten auf der Fahrt von einem Kongress in Zürich die Idee, eine systemische Fachgesellschaft zu gründen. Das war gedacht in Abgrenzung zu den bereits existierenden Gesellschaften, d.h. der DAF, der bereits erwähnten, 1978 gegründeten Deutschen Arbeitsgemeinschaft für Familientherapie, und dem DFS, dem 1987 gegründeten Dachverband für Familientherapie und systemisches Arbeiten. Diese Verbände schienen uns nicht orthodox genug in ihrem systemischen Arbeiten, sondern vor allem ein neues Setting zu vertreten, nicht aber, wie wir das sahen, einen Paradigmenwechsel.

Wir haben uns in Köln bei Tom Levold verabredet und die wenigen Kollegen eingeladen, von denen wir meinten, dass sie zu unserem Projekt passen, d.h. »systemisch genug« arbeiteten. Überraschenderweise haben sich ganz schnell auch die Weinheimer und noch andere gemeldet, die auch dazugehören wollten. Und ab da ist das seinen üblichen Gang gegangen, und wir Heidelberger haben Andrea Ebbecke-Nohlen in die neuen Gremien delegiert. Die beiden anderen Verbände haben dann im Jahre 2000 zur Deutschen Gesellschaft für Systemische The-

42 Maturana, H. u. F. Varela (1984): Der Baum der Erkenntnis. Die biologischen Wurzeln des menschlichen Erkennens. München (Goldmann).

43 Simon, F. B. (Hrsg.) (1988): Lebende Systeme. Wirklichkeitskonstruktionen in der Systemischen Therapie. Frankfurt a. M. (Suhrkamp).

rapie, Beratung und Familientherapie (DGSF) fusioniert. Jetzt gibt es also noch zwei Fachgesellschaften, die SG und die DGSF.

Andreas Das heißt, die Systemische Gesellschaft war der Versuch, die Institute in Deutschland zu koordinieren?

Fritz Es ging ursprünglich darum, das systemtheoretische Paradigma zu sichern, indem die entsprechenden Institute nach außen unter einem gemeinsamen Etikett auftraten. Ziel war auch, eine Art Orthodoxie zu sichern, damit sich nicht jeder systemisch nennen kann. Es war also eigentlich ein Ausgrenzungsversuch; aber das sind ja alle Versuche, Orthodoxien zu sichern. Generell geht es in Fachgesellschaften darum, bestimmte Qualitätsstandards zu sichern, wenn man es mal positiv ausdrückt.

Gründung des Carl-Auer Verlags

Andreas Wie kam es dann zur Gründung des Carl-Auer Verlags?

Fritz Nachfolger von Gunther als Assistent im Institut wurde schon ein paar Jahre früher Arnold Retzer, der auch in das Manisch-Depressive-Projekt einstieg, sodass wir fünf Teammitglieder waren. Das lief eigentlich auch mit ihm so weiter wie vorher. Schwierig wurde die Situation dann, als das Manisch-Depressive-Projekt zu einem Ende kam. Das muss etwa 1987 gewesen sein.

Andreas Das ging doch so lange, ja?

Fritz Arnold Retzer führte es noch fort durch Nachuntersuchungen. Wir haben den Carl-Auer Verlag 1989 gegründet. Es war Gunthards und meine Idee. Wahrscheinlich mehr meine als seine, aber ich bin kein Einzelkämpfer und hätte ihn nie allein gegründet. Ich brauche immer so etwas wie eine Verschwörung, um aktiv zu werden. Wenn Gunthard und ich einer Meinung waren, konnten wir relativ viel in Gang setzen. Wir waren da gegenseitig verführbar. Also haben wir beide die Idee einer Verlagsgründung gepusht. Ich hatte, nachdem ich mich 1987 habilitiert hatte, keine Lust auf eine klassische Unikarriere und bin, bevor die Kinder in die Schule kamen, für ein halbes Jahr mit meiner Familie in die Südsee gefahren. Es war vor der Abreise schon klar: Wir gründen einen Verlag. Und als ich wieder zurück war, haben wir ihn gegründet. Zu der Zeit hat Gunthard Weber sich dann – er war ja immer offen für alle möglichen Methoden – intensiver mit der

Aufstellungsarbeit Bert Hellingers beschäftigt. Er hatte mehrmals bei ihm an Seminaren teilgenommen und fand das, was Hellinger machte, sehr hilfreich.

Hellinger, ein ehemaliger Priester, der sich die Selbsterfahrung in vielen psychotherapeutischen Methoden gegönnt hatte, hatte eine eigene Methode – genannt Familienaufstellung – entwickelt, in die viele Aspekte anderer Methoden eingeflossen sind, zum Beispiel aus der Skulpturarbeit von Virginia Satir.

Gunthard fand die Aufstellungsarbeit spannend, und weil Hellinger sich zur Ruhe setzen und nur noch wenige Seminar anbieten wollte, hat er an den Seminaren teilgenommen, sie dokumentiert, anschließend die Elemente von Hellingers Einsichten strukturiert und ein Buch daraus gemacht: *Zweierlei Glück.*[44] Es löste im Carl-Auer Verlag starke Konflikte aus. Sollten wir es drucken oder nicht? Da es vielen Prinzipien dessen, was wir anderen unter systemischer Therapie verstanden, widersprach, wurde es so etwas wie ein Identitätskonflikt. Schließlich entschieden wir uns zur Publikation, da wir ja auch ein weiteres Spektrum als nur unsere eigenen Theorien und Methoden im Verlag publizieren wollten, zumal der Kösel Verlag Gunthard eine Erstauflage von 10.000 Exemplaren angeboten hatte. Es wurde einem der erfolgreichsten Bücher des Verlags und in 23 Sprachen übersetzt.

Da sich im IGST-Team alle gegen die Aufstellungsarbeit stellten, fühlte Gunthard sich ausgeklammert – aber dazu kann er selbst natürlich viel mehr sagen[45] – und rückte noch mehr auf die Hellinger-Seite. Er fand mit seinen Seminaren großen Zulauf und gründete ein eigenes Institut, nationale sowie internationale Fachgesellschaften und eroberte in ihren Gründungsphasen die Welt mit seinen Aufstellungs-

44 Weber, G. (Hrsg.) (1993): Zweierlei Glück. Die systemische Therapie Bert Hellingers. Heidelberg (Carl-Auer). [ab 2007: Zweierlei Glück. Das Familienstellen Bert Hellingers.]

45 Gunthard Das sehe ich anders. Was stimmt, ist, dass ich mich nach 1993 mehr auf die Arbeit mit Aufstellungen ausrichtete, weil ich da einen Ansatz fand, der mir sehr lag und wo ich nach Aufstellungsseminaren erstaunlich viele positive Rückmeldungen bekam. Zugegeben, am Anfang war ich sehr hellingerisch, bald aber zunehmend konstruktivistisch. Als es um den zwei Jahre lang hoch umstrittenen Antrag des Wieslocher Instituts ging, in die Systemische Gesellschaft aufgenommen zu werden, delegierte die Systemische Gesellschaft ein Vorstandsmitglied, in Wiesloch an einem meiner Aufstellungsseminare teilzunehmen. Das fand, dass meine Vorgehensweisen nicht gegen systemische Prinzipien verstießen. Als ich dann nicht wie gefordert Hellinger abschwor, wurde das Wieslocher Institut nach intensiven Auseinandersetzungen schließlich doch in die SG aufgenommen. Da ich viele der systemischen Institute in ihren Anfangszeiten sehr unterstützt hatte und ihre Initiatoren ihre systemische Weiterbildung bei mir absolviert hatten, konnten sie auch schlecht gegen das Wieslocher Institut stimmen.

seminaren. Die Folge war, dass Bert Hellinger aufgrund des großen Erfolgs nicht in den Ruhestand ging, sondern seine Arbeit in Großveranstaltungen präsentierte. Und unser Verlag hat Dutzende von Büchern und Videos von Hellinger und über die Aufstellungsarbeit veröffentlicht. Einer der Gründe, warum die Aufstellungsarbeit nicht nur bei uns in Heidelberg, sondern in der ganzen systemischen Community zu Konflikten, ja, zur Spaltung führte, war, dass Gunthard sein Buch mit dem Untertitel versehen hatte: »Die systemische Psychotherapie Bert Hellingers«. Das hat er natürlich nur gemacht, um uns andere zu ärgern,[46] ohne sich darüber klar zu sein, welche Wirkung das auf das Feld hatte. Es kam zur Diskussion darüber, was denn nun »wirklich« systemische Therapie sei. Bert Hellinger selbst, so hat er immer verkündet, hätte seiner Arbeit nicht dieses Etikett verliehen.

Für mich als Verleger war das eine interessante Erfahrung: Hellinger war lange Zeit unser Star-Autor, der den meisten Umsatz generierte, aber inhaltlich war ich gegen das, was er vertrat. Ich habe dann mit Arnold Retzer zusammen zwei sehr Hellinger-kritische Artikel in der *Psychologie heute* publiziert, bin im Fernsehen zu ihm interviewt worden und habe aus meiner Ansicht keinen Hehl gemacht. Rückblickend betrachtet war das marketingtechnisch wahrscheinlich ja ideal: Gegner und Befürworter von Hellinger konnten sich im Verlagsprogramm wiederfinden.

Aufstellungsarbeit nach Hellinger

Gunthard Ich kannte Bert Hellinger schon vor der Aufstellungsarbeit. Der hat früher mit Primärtherapie, der Gruppendynamik und der Transaktionsanalyse gearbeitet. Dann hat er noch viele andere Methoden gelernt wie NLP, Erickson'sche Hypnotherapie, Focusing. Als ich in der Psychiatrie in Heidelberg arbeitete, fragten mich drei Kollegen nacheinander: »Warst du schon einmal bei Bert Hellinger?« Ich sagte: »Den kenne ich gar nicht.« Bert Hellinger war damals ein »Geheimtipp« und wenig bekannt. »Da geht man mal hin«, sozusagen. Und das habe ich dann 1975 gemacht.

Andreas '75 schon?

46 Gunthard Stimmt! Ich würde es nicht wieder tun, zumal jetzt in vielen Ländern die Aufstellungsarbeit als systemische Arbeit bezeichnet wird.

GUNTHARD Ja. Es war schön. Ich hatte 1972 mit meiner Frau in einem anglikanischen Missionshospital im Zululand gearbeitet, und er war in derselben Gegend 16 Jahre als Priester und Schulleiter tätig. Das war eine besondere Begegnung für mich gewesen.

ANDREAS Wie klein die Welt ist ...

GUNTHARD 1977 war ich dann noch mal in einem Seminar bei ihm und '78, '79 kam er mit zwei Transaktionsanalytikern aus den USA in die Nähe von Heidelberg, zu einem Seminar über Mehrfamilientherapie, das ich organisiert hatte. Schon 1978 sagte er einmal zu mir: »Ich glaube, du musst Familientherapeut werden.«

Dann bin ich mit ihm in Kontakt geblieben und Anfang 1980 habe ich seine ersten Versuche mit Aufstellungen in seinen Seminaren miterlebt.

ANDREAS Wie war das so? Es war ja schon ein anderes Medium, als ihr bislang gewohnt wart.

GUNTHARD Er hatte vorher an Seminaren bei der Hamburger Kinder- und Jugendpsychiaterin Thea Schönfelder teilgenommen. Ich glaube, das war bei den Lindauer Psychotherapietagen. Sie arbeitete mit Familienskulpturen, und diese Arbeit regte Bert Hellinger sehr an. Die kannte ich ja schon gut.

Er begann dann 1980, sein »Familienstellen« zu entwickeln. Zu Beginn hat er überwiegend die Klienten ihre Familien oder Subsysteme aufstellen lassen und dann Ordnung geschaffen oder sie ihren Platz in den Familienaufstellungen finden lassen oder zugewiesen und begonnen, vorsichtig nach den Prinzipien zu arbeiten, die er später »Ordnungen der Liebe« nannte. In den 80er-Jahren hat er dann seine Hauptkonzepte und Vorgehensweisen entwickelt und begonnen, sie in unterschiedlichen Bereichen anzuwenden. 1982 habe ich mich von ihm getrennt. Wir in Heidelberg gingen in die konstruktivistische Richtung, und er nutzte ja eine sehr ontologische Sprache und postulierte Gesetzmäßigkeiten in Familien, die wie Naturgesetze klangen. Beim Abschied sagte ich zu ihm: »Bert, du bist mir zu sehr ein Oberpriester.« Er lachte und sagte freundlich: »Geh deiner Wege!«

ANDREAS Wie ging es dann weiter?

GUNTHARD Dann habe ich ihn 1988 wieder getroffen, auf einer Tagung der Deutschen Gesellschaft für Tiefenpsychologie in Bad Hersfeld.

Dort kam er auf mich zu und sagte: »Gunthard, ich habe etwas Neues entwickelt. Das musst du dir unbedingt anschauen!« Ich hatte Zeit und besuchte sein Seminar. Er: »Du setzt dich hier direkt neben mich und guckst genau, was ich mache.« Und ich war wirklich hoch erstaunt und berührt über das, was in dem Seminar geschah. In der frühen Familientherapie standen die Gefühle und Emotionen weniger im Fokus der Aufmerksamkeit. Es ging dort mehr um Veränderungen von Kognitionen und/oder Verhaltensmustern. In diesem Seminar kam eine seelische, emotionale Tiefe dazu, und mich beeindruckte die gesammelte Atmosphäre und die Ausrichtung auf wesentliche existenzielle und traumatische Erfahrungen sowie deren Folgen. Ich selbst hatte in dem Seminar öfters Tränen in den Augen und dachte: Wie kommt das und wodurch? Um das besser zu verstehen und zu analysieren, habe ich dann einige seiner Seminare besucht, genau hingeschaut und versucht, die Prinzipien seiner Arbeit aus der Außenperspektive zu erkennen, und auch Videos habe ich transkribiert. Was macht er an welcher Stelle? Und warum macht er das? Außerdem fragte ich ihn oft in den Pausen: »Warum hast du das so und so gemacht und nicht anders?«, oder ich sagte, wie ich das in der Situation gemacht hätte.

1990 wollte er dann in Pension gehen und teilte mir mit: »Ich mache noch drei Seminare, und dann höre ich auf.« Da sagte ich: »Bert, hast du denn einmal was geschrieben über das, was du jetzt machst? Das ist doch neu und hoch interessant. »Nein«, sagte er. »Ich schreibe immer fünfzig Seiten, und dann dampfe ich sie wieder ein auf fünf Seiten. Das gibt vielleicht einen Artikel, aber kein Buch.« Darüber habe ich eine Nacht geschlafen – ich hatte eigentlich vor, ein anderes Buch zu schreiben – und habe ihm dann gesagt: »Ich biete dir als Dienstleistung an, deine bisherigen Ideen und Vorgehensweisen zu ordnen und zusammenzufassen.« Überraschenderweise antwortete er spontan: »Du bist der Einzige, der das darf.« So nah war unsere Beziehung eigentlich gar nicht. Er fügte eine Bedingung hinzu: »Wenn du ein Buch darüber schreibst, will ich nichts damit zu tun haben. Du gibst es mir, wenn es fertig ist.«

Das Buch kam dann 1993 heraus, *Zweierlei Glück*. Der Untertitel, den ich dem Buch gegeben habe, war »Die systemische Psychotherapie Bert Hellingers«. Ich war sauer, dass sich niemand von der Heidelberger Gruppe für den Ansatz interessierte und auch nicht daran interessiert war, wie ich damit arbeite. Außer Helm Stierlin ist keiner in eines meiner Seminare gekommen. Alle haben Hellinger nur abgelehnt. Da habe ich mir gedacht: »Das Systemische nehme ich mit.«

ANDREAS Ja, das habe ich schon gehört. Aber nun, aus deinem Munde, ist das natürlich noch mal was anderes.

GUNTHARD Nachträglich bedauere ich das. Das Systemische sollte für das Systemisch-Konstruktivistische vorbehalten bleiben. Es ist so geschehen, und ich kann es nicht mehr rückgängig machen. Als das Buch herauskam, erzeugte es eine unerwartet große Welle. Das Buch muss auf irgendwas gestoßen sein, was die Menschen interessierte und ihnen half.

ANDREAS Vielleicht war es genau dieses Berührende und die Tiefe, die für dich spürbar wurde?

GUNTHARD Ja, das eine ist das Berührende. Man bekam durch das Buch aber auch wichtige Orientierungshilfen und vielfältige Hinweise, wie Familienbeziehungen gelingen können und wie Zugehörigkeit und Autonomie miteinander versöhnt werden können. Und dann hat das Buch die Beratungs- und Therapienische verlassen. Das merkte man daran, dass die Fortbildungsteilnehmer das Buch ihren Eltern und Verwandten schenkten.

Das führte dazu, dass ich in der Heidelberger Gruppe immer mehr mit Bert Hellinger identifiziert wurde. Und der war dort ja wie ein rotes Tuch. Eigentlich wollte ich das Buch nur als eine Dienstleistung schreiben. Deshalb habe ich darin auch keine eigenen Interpretationen integriert. Ich habe gesagt: Ich will mal seinen Ansatz zeigen, und ich mache nichts zusätzlich.

Bert Hellinger war in der Lage, problematische Kommunikationsmuster enorm schnell zu identifizieren, zu konfrontieren und/oder zu kreuzen. Darin war er toll. In seinen ersten Seminaren – die fanden meist mit fünfundzwanzig Teilnehmern in der Nähe von seinem Wohnort statt – konfrontierte er oft in seiner Rundenarbeit auf hoher Ebene, kam dann aber den Teilnehmern im Laufe der Woche wieder einfühlsam entgegen. In den späteren Großseminaren wirkten seine Konfrontationen öfters abwertend. Da war das schwieriger. Also, die Großseminare haben die Bewegung zwar ausgeweitet, wurden aber auch sehr kritisiert.

Ich habe sehr gerne und viele Familientherapien durchgeführt, nach 1993 wurde für mich die Aufstellungsarbeit aber immer wichtiger. Ich sehe sie als eine Art Seelenarbeit an. Da ich einer der Pioniere war, hatte ich auch das Privileg, in viele Länder eingeladen zu werden, ab 1995 auch im Bereich der Organisationsaufstellungen, die ich auch mitentwickelte.

ANDREAS Die Organisationsberatung und -entwicklung ist ungefähr 1986 losgegangen, oder?

GUNTHARD Richtig. Eine Wiener Gruppe hatte Fritz Simon gefragt, ob wir mal versuchen könnten, die Prinzipien der systemischen Therapie auf Organisationen anzuwenden. Und er lud mich ein dazuzukommen. Wir haben das dann zu zweit gemacht und festgestellt, dass unsere Konzepte, wenn sie an den Organisationsbereich angepasst wurden, auch dort sehr nützlich waren. Später ist dann aus der Zusammenarbeit die Simon, Weber & Friends GmbH hervorgegangen. Fritz Simon hat das ja schon beschrieben.

ANDREAS Und du hast dann begonnen, ein eigenes Format für Organisationsaufstellungen zu entwickeln?

GUNTHARD Ja. 1995 fand das erste Seminar mit Organisationsaufstellungen statt. Bert Hellinger wurde von zwei Kollegen, Thomas Siefer und Michael Wingenfeld, gefragt, ob er bereit wäre zu versuchen, in einem Seminar seine Einsichten und die Arbeit mit Aufstelllungen in den Organisationsbereich zu übertragen. Bert Hellinger rief mich an und sagte: »Ich habe nicht so viel Ahnung von Organisationen. Kannst du nicht dazukommen?« Wir haben das Seminar dann gemeinsam geleitet. Das ging erstaunlich gut. Ich stellte auch selbst das Heidelberger Institut auf. Diese Aufstellung trug wesentlich dazu bei, dass ich bald danach das Institut verließ. Nach dem Seminar sagte er: »Also, an Organisationen habe ich kein so großes Interesse. Das machst du jetzt mal.« Da dachte ich: Na ja, ich bin eigentlich ein bisschen zu alt, um solche Anweisungen entgegenzunehmen. Dann habe ich aber immer mehr Freude auch an dieser Arbeit gewonnen. Vor allem in Südamerika, wo die allermeisten Unternehmen Familienunternehmen sind, stellten sie sich als sehr nützlich heraus.

ANDREAS Wie ging es dann weiter?

GUNTHARD Um den Austausch im Feld des Familienstellens zu fördern, gründete ich 1994 die »Septembergruppe«, aus der dann die *Internationale Arbeitsgemeinschaft nach Bert Hellinger* wurde, und später für den Organisationsbereich die »Ostergruppe«, aus der das *Internationale Forum für Systemaufstellungen in Organisationen* (Infosyon) entstand.

ANDREAS Ist das etwas, was eben auch für die Heidelberger Gruppe markierend ist? Dass man sich als Erste mit systemischen Konzepten an die Organisationen herangewagt hat?

GUNTHARD Das stimmt. Diese erste Zeit mit Fritz Simon und mir war etwas Neues. Es gab aber damals auch schon mehrere Gruppen, die sich in eine ähnliche Richtung bewegten: die Beratergruppe Neuwaldegg, OSB und Conecta.

Die Beziehung von Systemik und Hypnotherapie

ANDREAS Nach allem, was ich von dir gehört habe – und du betonst das auch immer in deinen Seminaren –, muss man darauf hinweisen, dass die systemische Therapie in ihren Grundfesten stark von der Hypnotherapie geprägt ist.

GUNTHER Ja, klar. Ich habe das in Diskussionen mit Paul Watzlawick auch immer wieder gehört, und auch mit John Weakland; und Steve de Shazer ja sowieso, er hat diesen Zusammenhang immer als sehr wichtig betont. John Weakland und Jay Haley waren Teil der Arbeitsgruppe von Gregory Bateson zur Double-Bind-Theorie. Bateson und auch seine erste Frau Margaret Mead waren ja mit Milton Erickson gut befreundet. Bateson war in den 1970er-Jahren Professor an der Universität von Santa Cruz. Er hat dort einige seiner Studenten – z. B. John Grinder und Richard Bandler, die späteren Begründer des NLP, das weitestgehend abgeleitet ist aus Ericksons Konzepten, und auch Stephen Gilligan – auf Erickson gebracht. Bateson hat auch Haley und Weakland zu Erickson geschickt. Die haben zum Teil wochen- oder monatelang alles Mögliche seiner Arbeit gefilmt und per Audio aufgenommen. Sie haben dann versucht, das zu strukturieren.

Wesentliche Basisideen für die Double-Bind-Theorie der Bateson-Gruppe wurden aus diesem Studium der Erickson'schen Konzepte abgeleitet. Bateson selbst war schon lange vorher mit Erickson bekannt bzw. befreundet, auch durch seine ethnologischen Forschungen, die er mit seiner damaligen Frau Margaret Mead gemacht hat. Sie wollten von Erickson alles Mögliche über Trancerituale und ähnliche Prozesse lernen, und waren so lange Zeit eng verbunden. Der Weg ging also über Bateson, dann Haley, Weakland weiter in die Palo-Alto-Gruppe, in der Weakland ja auch wiederum einflussreich war. Virginia Satir hat für einige Zeit ebenfalls dazugehört. Das war ein Kreis, der von Erickson stark geprägt wurde und der dann wiederum stark in das ganze Feld hineingewirkt hat. Insofern gibt es da stringente Bezüge zur Palo-Alto-Gruppe.

Für mich war es damals auch ganz nützlich, die ersten Entwicklungen des NLP durch meinen Freund Stephen Gilligan mitzubekommen. Die NLP-Gruppe hat in einer aus meiner Sicht durchaus sehr hilfreichen Weise versucht, die komplexen Erickson'schen Strategien in übersichtliche, lernbare Strukturen zu übersetzen. Erickson selbst hatte sich immer geweigert, seine Arbeit in schematischer Weise zu beschreiben, weil er befürchtete, dass dies zu ungünstiger Starrheit führen könnte. Für mich war es allerdings sehr hilfreich, die Erickson'schen Ansätze in strukturierter Form zu lernen, manches schon, bevor es publiziert wurde. So konnte ich aus dem ganzen komplexen Wechselwirkungsnetzwerk allmählich die hypnosystemischen Wechselwirkungs- und Netzwerkmodelle aufbauen. Das hatte Erickson in dem Sinne so nicht gemacht. Diese Netzwerkmodelle habe ich entwickelt, um die vielschichtigen, unwillkürlichen Erlebnisprozesse systematisch beschreibbar zu machen, die in autopoietischer Selbstorganisation zum größten Teil auf unbewusster Ebene von Menschen erzeugt werden und die ebenso wie diese unwillkürlichen Netzwerke in Wechselwirkung treten mit den interaktionellen, zirkulären Prozessen in Beziehungssystemen. Mit diesen Netzwerkmodellen lassen sich auch sehr detailliert die Erlebnisprozesse beschreiben und beeinflussen, die man als Trancephänomene auch in Organisationen finden kann. Grade diesen Link zu verstehen, ist aus meiner Sicht enorm wichtig.

Wenn man die vielen Arbeiten von Erickson liest, wird völlig deutlich, dass er immer *nur* in Mustern dachte. Da gibt es beeindruckende Beispiele dazu. Eins fällt mir jetzt gerade spontan ein: In seinem Buch *My Voice Will Go With You*[47] gibt es ein Beispiel, das hat er uns damals auch erzählte – ich war in dem Seminar, das Jeff Zeig für das Buch aufgezeichnet hat. Erickson hat da mit einem Jungen gearbeitet, der

47 Dt.: Erickson, M. H. (1985): Meine Stimme begleitet Sie überallhin. Ein Lehrseminar mit Milton H. Erickson. Stuttgart (Klett-Cotta).

sehr heftig stotterte und in diesem Zusammenhang auch viele andere Probleme hatte. Der Junge kam ursprünglich aus einer iranischen oder irakischen Familie, und Erickson hat u. a. so mit ihm gearbeitet, dass er seine Art des Sprechens systematisch auf die zugrunde liegende Struktur hin befragte. Dabei hat er erkannt, dass dieser Junge in seiner Art der Sprachgestaltung auf bestimmte Weise die Dinge andersherum strukturierte als andere Leute, sodass es im Vergleich zur »normalen« Art des Sprechens eher wie unverständliches Kauderwelsch klang. Die Wortsilbe nutze er sehr wohl in einer regelhaften Reihenfolge, aber geradezu umgedreht im Vergleich zum üblichen Gebrauch.

Ähnlich war das in einem anderen Fall mit jemandem, der als Psychotiker diagnostiziert war. Dieser Mann war schon jahrelang in einer Psychiatrie hospitalisiert, ohne dass jemand seine Identität kannte, und der redete nur in einer Art Privatsalatsprache. Erickson hat diese Sprachmuster genau studiert und seiner Sekretärin zum Tippen gegeben. Dann hat er die Struktur dieser Privatsprache praktisch für sich musterorientiert, ganz konsequent in Gesprächen mit diesem Mann übernommen – also nicht den Inhalt, sondern ausschließlich das Muster. Er hat also auch in einer Privatsprache mit solcher Struktur mit diesem Mann gesprochen, stundenlang, bis der irgendwann gesagt hat: »Herr Doktor, lassen Sie uns endlich vernünftig miteinander reden.«

Und so gibt es x Beispiele, wie Erickson Muster nutzte. Erickson hat die Interaktionsmuster der internalen Prozesse genau beachtet. Er fokussierte nicht nur auf den Inhalt. In gewisser Weise war der für ihn zwar wichtig, aber eher zweitrangig; der Inhalt war eher nur Transportmittel für Muster.

Was wir heute in der systemischen Arbeit als Interaktionsmuster zu erfassen und zu beschreiben versuchen, das hat er *alles* schon längst gemacht. Aber er hat es nicht so explizit gemacht. Und deswegen war es für mich so hilfreich, über die ersten NLP-Versuche Strukturierungshilfen zu erhalten. Erickson'sche und systemische Konzepte ließen sich für mich ideal miteinander verbinden. Es ist ja gar nichts anderes, nur eben auf eine andere Betrachtungsebene gebracht.

ANDREAS Das ist in dem Buch *Hypnotherapie. Aufbau – Beispiele – Forschungen* von Erickson und Rossi sehr gut abgebildet.[48] Wenn ich das lese – ich weiß nicht, das setzt sich anscheinend nicht so durch …

48 Erickson, M. H. u. E. L. Rossi (1981): Hypnotherapie. Aufbau – Beispiele – Forschungen. München (Pfeiffer).

GUNTHER Ah, Systemiker lesen das nicht, weil sie das immer noch für Hypnose halten und oft undifferenzierte, alte Vorurteile dagegen hegen. Viele haben zum Teil ganz merkwürdige Vorstellungen – und die Hypnotherapeuten wiederum haben oft zu wenig Ahnung vom Denken in Mustern. Die denken dann mehr inhaltlich. Das erlebe ich ja in der Hypno-Ausbildung: »Oh, sag mir doch, welche Induktion soll ich denn machen?«, »Oh, du hast das so schön gemacht mit dieser Interaktion. Kann ich das nicht transkribiert haben, damit ich es ablesen kann?« Da graust es mir immer, weil das nur so inhaltsorientiert ist. Jetzt sind ja ganze Lehrbücher abgedruckt auf diese Art. – *Das* wäre mir ein wichtiger Punkt.

Diese Sichtweise möchte ich hier insbesondere für Systemiker einbringen. Natürlich ist es auch an die Hypnotherapeuten gerichtet, aber bei den Systemikern liegt es mir *besonders* am Herzen, damit die nicht ein vollkommen undifferenziertes Verständnis von Hypnose und Hypnotherapie haben. Denn leider gibt es noch immer viele teilweise völlig bizarre Beispiele von Prozessen, die Hypnose genannt werden – z. B. sogenannte Blitzhypnose bei YouTube – und die solche idiotischen Vorurteile tatkräftig nähren. Deshalb möchte ich Hypnotherapie-Prozesse aus einer hypnosystemischen Sicht erklären, auch aus einer Autopoiese-Sicht und aus einer kontextbezogenen Sicht. Mit dem Metablick auf Netzwerke bzw. Mustermodelle kann man das wunderbar machen.

Mir geht es zentral darum, mit dem hypnosystemischen Ansatz auch eine Metatheorie anzubieten, mit der sowohl hypnotische Kommunikation als auch Kommunikation und ihre Wirkungen im Hinblick auf die Erzeugung von erlebter Wirklichkeit allgemein systematisch beschrieben, erklärt und genutzt werden kann. Damit kann dann deutlich gemacht werden, dass man nicht einfach nur irgendwelche sogenannten Suggestionen oder sonstige Interventionen anbieten sollte, sondern diese systematisch aus einem Modell ableiten sollte, das logisch konsistent ermöglicht, gezielt hilfreiche Unterscheidungen für eine Veränderung zu bilden.

Beispielsweise reden manche Hypnotherapeuten vom sogenannten therapeutischen Tertium als eine hypnotherapeutische Strategie zur Nutzung unbewusster Prozesse. Aus hypnosystemischer Sicht stellt die Nutzung des Konzepts »Unbewusstes« aber eine strategisch sinnvolle Maßnahme im Sinne einer Realitätskonstruktion dar.

Das »Unbewusste« sollte allerdings nicht verstanden werden als eine feststehende Entität, so, als ob es das als feststehend existente

Wesenheit geben würde. Denn was jeweils als bewusst oder unbewusst beschrieben und benannt wird, kann je nach Ziel ganz unterschiedlich definiert werden, mit jeweils unterschiedlicher Wirkung im Erleben. Das Unbewusste »gibt es« also nicht einfach so, sondern die Nutzung dieses Konzepts stellt eine oft sehr sinnvolle Triangulationskonstruktion dar.

Die Leute, auch viele Therapeutinnen und Therapeuten, sind halt – ich nenne das »inhaltlich orientiert«: Sie hören gerne den Geschichten, den Narrativen der Klientinnen und Klienten zu und vergessen oft sich klarzumachen, aus welcher Organisationsstruktur des Erlebens diese Geschichten gespeist werden. Die Interventionschancen liegen aber vor allem auf der Ebene der Änderung dieser Struktur, deutlich weniger in der Beschäftigung mit den Inhalten, auch wenn die noch so dramatisch klingen. Empathie beim Zuhören ist nicht genug hilfreich. Es ist natürlich auch schön und hilfreich, wenn man eine Weile empathisch z. B. leidvollen Schilderungen zuhört. Aus meiner Sicht ist aber die ethische Pflicht von Psychotherapeuten vor allem, dass sie aus einer solchen Metatheorie gezielt Hypothesen dazu ableiten, welche Unterschiedsbildungen sie anbieten sollten, die den Klientinnen und Klienten helfen, ihr Erleben umzustrukturieren.

Wenn jemand gerade leidet, geht eine solche »Symptom- oder Problem-Trance« praktisch immer mit einem verengten, oft mit Altersregression und Schwäche verbundenen Erleben einher, in dem Menschen damit überfordert sein können, gerade dann wieder Zugang zu finden zu den durchaus im unwillkürlichen Erlebnis-Repertoire vorhandenen, hilfreichen Kompetenz-Netzwerken.

Da gibt es dann oft den Begriff der *Kommkultur*. Was heißt das? Die Kompetenzen sind ja alle beim Klienten! Das ist ja Teil der Basisprämissen lösungsorientierter Arbeit. Also stelle ich ihm halt ein paar Fragen, das löst dann einen Suchprozess aus, und dann kann der Klient sicher darauf antworten. Ich muss da nicht warten, bis der sein *Anliegen* bringt. Das ist für die Therapeutinnen und Therapeuten im Grunde sehr bequem: Da wartest du halt, und wenn er nicht kommt, dann kommt er halt nicht. Das macht mich fuchsig! Für mich ist klar, dass ein Klient dann z. B. so überladen sein kann mit seinem Problemerleben, dass er so sehr mit einem Ohnmachtsbewusstseinszustand, mit einem Ohnmachts-Ich assoziiert sein kann, dass er gerade völlig überfordert ist, von sich aus etwas Hilfreiches zu bringen.

5 Ein gemeinsamer Rück- und Ausblick

Sie haben mittlerweile einen guten Einblick in die wichtigsten Themen der Heidelberger Gruppe gewonnen. Zum Abschluss finden Sie hier nun wieder einen Multilog. Manches wird Ihnen schon bekannt sein. Aber für den Blick auf die Dynamik zwischen den Beteiligten ist ein gemeinsames Beleuchten einiger Sachverhalte durchaus spannend.

Spezifika des Teams

GUNTHARD Vielleicht sammeln wir einfach mal, was wir als die Spezifika des Teams sehen. Also, ich denke zum Beispiel, wir haben weitgehend konkurrenzlos gearbeitet. Es gab zwar einen Wettstreit der Ideen, aber wir haben überhaupt nicht miteinander darum gekämpft: »Wer ist der Beste, wer ist der Schlechtere?« oder so was. Es herrschte eine Anerkennungskultur.

FRITZ Ja.

GUNTHARD Wir haben uns gegenseitig sehr fair behandelt und respektiert und durften so sein, wie wir waren.

GUNTHER Ja!

FRITZ Ich würde das nicht »Anerkennungskultur« nennen, weil das auch so ein Begriff ist, der relativ in Mode ist oder von vielen verwendet wird. Ich glaube, Anerkennungskultur im Sinne von: »Man muss sich anstrengen, sich darum bemühen, den anderen anzuerkennen«, das war bei uns nie der Fall, sondern das war eher selbstverständlich, dass der andere kompetent ist. Und wenn man sich streitet, dann streitet man sich unter kompetenten Leuten. Das war eigentlich der Punkt, finde ich. Da wurde nicht irgendeine bemühte Moral vorgeschoben, sondern das war einfach logisch.

GUNTHER Ja, genau.

FRITZ Das waren keine Idioten.

GUNTHARD Wir hatten alle schon ein Standing und waren alle schon angesehene Fachärzte und Psychotherapeuten. Das war ja so: Wir sind nicht als junge Leute dahin gekommen, sondern hatten schon Erfahrung und auch jeder sein eigenes Feld, in dem wir tätig waren.

FRITZ Keiner brauchte eigentlich das Team, …

GUNTHARD Stimmt.

FRITZ … um eine Karriere zu machen, sondern man wollte dabei sein und etwas bewegen.

GUNTHER Ja, das habe ich auch immer so erlebt, wie du sagst, Fritz, wenn wir gestritten haben, dann haben wir uns um Ideen gestritten. Es ging nie darum, eine Person infrage zu stellen. Das wäre eher langweilig gewesen. Manche Dinge sahen wir unterschiedlich, das war aber keine grundsätzliche Infragestellung. Ich glaube, das ist ein wichtiger Punkt: Jeder hatte sein eigenes Feld.

FRITZ: Ich glaube, da hast du was Wichtiges dazu beigetragen, denn das war nicht selbstverständlich. Ich erinnere mich noch, nach diesem ersten Kongress haben wir ein Buch gemacht, *Familiäre Wirklichkeiten*.[49]

GUNTHER Genau. Das war nach dem '85er-Kongress, dem ersten großen systemischen Kongress in Deutschland überhaupt, mit ca. 2500 Teilnehmern.

FRITZ Da wollte Helm, dass er und ich das Buch herausgeben. Wir hatten aber die ganze Arbeit zu dritt gemacht, und dann ist Gunther zu Helm gegangen und hat ihm gesagt: »Das geht nicht, dass ihr beide das macht. Das ist unser Kollektivwerk gewesen.« Ja, und das haben wir beide eingesehen, und ab dem Moment war klar: Es muss Egalität gesichert sein. Helm hat ja manchmal die Tendenz gehabt, spezielle Zweierbeziehungen anzubieten – teile und herrsche –, aber das haben wir ihm ab da nie mehr erlaubt.

GUNTHARD Das stimmt.

FRITZ Das war unser Anteil daran, aus ihm einen großartigen Teamleiter zu machen. Und es war Gunthers Verdienst.

GUNTHER Er hat sich das dann auch nicht mehr getraut.

49 Stierlin, H., F. B. Simon, G. Schmidt (Hrsg.) (1987): Familiäre Wirklichkeiten. Der Heidelberger Kongreß. Stuttgart (Klett-Cotta).

FRITZ Genau. Es war dein Verdienst. Ich hätte damals locker mitgemacht.

GUNTHER *(lacht)* Ich habe ihm gesagt: »Helm, jetzt hast du die Wahl. Entweder, wir machen es zu dritt, oder du hast mich hier zum letzten Mal gesehen.« Daraufhin hat er dann ein bisschen Angst gekriegt.

FRITZ Ja. Er hat es wohl auch eingesehen, dass das nicht stimmig ist und nicht passt.

GUNTHER *(lacht)* Alles andere hätte mich auch überrascht, Fritz.

FRITZ Insofern, glaube ich, ist das nicht einfach entstanden, weil Helm so großartig war, sondern es hat am Anfang auch geknirscht. Unsere ersten Sitzungen waren für mich ziemlich schwierig. Da sitzt neben mir Gunther und hat 85 Prozent Redeanteil. Da sitzt eine Familie, und ich komme überhaupt nicht zu Wort. Das war ja nicht blöd, was du da erzählt hast, obwohl es für mich schon ungewohnt war mit diesen ewigen Wiederholungen.

GUNTHER In der Gruppe selbst, glaube ich, war es ein wichtiger Punkt, dass jeder sein eigenes Feld hatte. Ich kann für mich sagen: Ich habe nie den Eindruck gehabt, ich muss mich bewähren oder beweisen. So habe ich euch auch erlebt. Es war eher so: »Hier bekomme ich eine einmalige Chance. Das, was wir jetzt gemeinsam machen, ist weitaus interessanter als das, was ich bisher gemacht habe.« Manchmal dachte ich schon auch: »Mensch, du musst dich da voll einbringen, sonst wirst du abgehängt!« Das war auf gute Weise herausfordernd, aber manchmal auch anstrengend, also nicht immer nur fröhlich oder bequem – jedenfalls für mich. Ich habe das schon so erlebt wie: »Oh, da kommt immer so viel, aber wenn du nicht selbst auch was einbringst, dann bist du hier nicht richtig am Platze.« Andererseits hat das natürlich stimuliert. Ich habe in der Hinsicht auch viel über Führungsarbeit gelernt. Fordern ist wichtig, überfordern nicht. Aber Fordern ist auch eine Form der Wertschätzung, und das stimuliert dann auch Kompetenzen, die man sonst vielleicht aus irgendwelchen Gründen – Selbstzweifel oder Bequemlichkeit – gar nicht nutzen will.

GUNTHARD So habe ich es nicht erlebt. Also ...

ANDREAS Gunthard, du warst ab 1982/83 nur noch dienstags an der Abteilung, nicht?

GUNTHARD Ja, ab 1982 war ich nur noch dienstags an unserem Projekttag dabei, und den habe ich immer sehr genossen. Öfter habe ich, wenn eine neue Einsicht oder Idee entstand, Helm Stierlin sagen hören: »Daraus machen wir was.« Oder: »Setz dich doch mal hin und halte das fest!« Ich glaube, ich habe in meiner Berufszeit nie so viel gearbeitet, wie in dieser Abteilung.

GUNTHER Ja, das stimmt schon, Gunthard, aber was ich gemeint habe, das hat sich auf die Vierer-Meetings an den Dienstagen bezogen. Das habe ich noch mal ein bisschen anders erlebt – also, nicht schlimm, aber doch ein bisschen anders als sonst in der üblichen Alltagsarbeit in dieser Zeit. Die fand ich etwas gemütlicher und ausgewogener. Ich hatte mehr das Gefühl: Hey, ich muss ein bisschen was bringen! Vielleicht ging es ja nur mir so, aber ich habe das an den Dienstagen schon gehabt.

FRITZ Ja, da wollten wir die Welt ja aus den Angeln heben.

GUNTHARD Ja! Da wollten wir natürlich auch etwas Besonderes schaffen.

FRITZ Und Helm saß dabei mit seinem kleinen Notizbuch, um unsere Ideen aufzuschreiben, ...

(GUNTHARD und GUNTHER *lachen.)*

FRITZ ... damit er dann irgendwo auftreten konnte, in Australien oder irgendwo sonst, und das erzählen konnte. Interessant ist auch folgender Aspekt: Helm hat ja aus all dem, was wir da produziert haben, Artikel gemacht, und irgendwann haben wir gesagt: »Helm, das geht nicht mehr, dass du immer vorne stehst! Wir müssen das rotieren lassen, wer in den Artikeln als Erster auftaucht, denn das ist nicht angemessen. Das sind nicht nur deine Ideen, und wir sind nicht die Mitarbeiter, sondern eher umgekehrt.« Das Letzte haben wir nicht gesagt, aber gedacht. Und dann haben wir eine Regelung gefunden: Jeder konnte mal als Erstautor vorne stehen. Wir haben das so gemacht, dass immer zwei Leute gemeinsam den Artikel schrieben und die anderen ihn redigieren. Das war noch mal ein wichtiger Punkt, um diese Resymmetrisierung unter uns herzustellen.

GUNTHARD Im Therapiebereich war Helm ja einer von uns vieren. Er war nicht Chef oder sonst was. Der wurde genauso infrage gestellt und musste genauso wechseln. Wir haben die Therapeutenpaare ja immer gewechselt, wer mit wem vor der Scheibe war und wer mit wem dahinter. Das war auch eine gute Sache, dass sich keine festen Zweierkonstellationen herausbildeten.

Die Heidelberger Gruppe in Beziehung zur Mailänder Gruppe

ANDREAS Ich habe nicht diesen klassischen Schulenweg der Psychotherapie durchlaufen und kann deswegen teilweise noch sehr naive Fragen stellen. Hat es so was wie Neid in der systemischen Szene in Deutschland gegeben? Ich habe über die Bedeutung der Heidelberger Gruppe aus den Lehrbüchern eurer Kollegen eher in Nebensätzen oder -kapiteln gelesen. Da war schon in erster Linie von den Mailändern die Rede.

GUNTHER Ich glaube, dass schon auch ein Neidaspekt eine Rolle spielte. Denn es war ja so: Diese systemischen Konzepte mit den Mailändern, die haben hauptsächlich wir zusammen ihnen in den deutschsprachigen Raum gebracht. Klaus Deissler und Peter Gester waren auch noch dabei, als wir dann die IGST gegründet haben. Das hat einen massiven Trend ausgelöst. Und es war im Feld eigentlich auch weitgehend klar – aber für manche gleichzeitig auch ärgerlich. Insbesondere als sich dann immer mehr Institute gegründet haben. Ich erinnere mich noch gut – ich weiß gar nicht, wie du das erlebt hast, Gunthard – als Gunthard mit seinem Wieslocher Institut, dem WISL, in die SG aufgenommen werden wollte. Ich selbst war nicht dabei, aber wie ich gehört habe, war das zum Teil unverschämt, was da an Fragen gestellt und an Kommentare dir gegenüber formuliert wurde – in einer Richtung, die aus meiner Sicht überhaupt nichts mit Inhalten zu tun hatte, sondern bloß damit, dass sich da irgendwelche Leute aufgeblasen haben und dann revancheartig reagierten. Also, solche dynamischen Prozesse gab es auch in dem Feld.

GUNTHARD Da gibt es z. B. das Lehrbuch von Arist von Schlippe[50] – der gehörte zu den Weinheimern – und Jochen Schweitzer. Jochen kam auch erst später zu uns dazu, und er hat in unserer Gruppe damals keine so große Rolle gespielt.

GUNTHER Ja.

---

50 Schlippe, A. u. J. Schweitzer (1996): Lehrbuch der systemischen Therapie und Beratung.Göttingen (Vandenhoeck & Ruprecht).

GUNTHARD Beim Helm Stierlin Institut ist er wieder ins Zentrum gekommen. Sie haben das Buch ja auch nicht in unserem Verlag veröffentlicht, sondern in einem anderen. Die Hamburger waren immer ein bisschen neidisch auf die Heidelberger und haben eigentlich gesagt oder gedacht, sie wären der Nabel der Familientherapie. Ich glaube, hinterher haben wir, überwiegend über die Weiterbildungen, eine zentrale Position bekommen. Wir haben relativ früh mit strukturierten Weiterbildungen angefangen. Interessant ist auch, dass wir keine Zertifikate vergeben haben. Wir haben gesagt, wir vermitteln Kompetenz, und bei uns ist es spannend. Das hat eine Sogwirkung nach Heidelberg gehabt. Man kann schon sagen, dass viele eine Stelle bekommen, weil sie in Heidelberg Ausbildung gemacht haben. Zertifikate kann ja jeder haben.

FRITZ Ich glaube, es war nicht nur die Ausbildung, sondern auch, dass wir die Kongresse und die vielen Foren organisiert haben.

GUNTHARD Richtig.

FRITZ Das war strategisch geplant und organisiert. Um aber noch mal auf die Heidelberger Gruppe zu kommen: Ich glaube, methodisch haben wir viel von den Mailändern gelernt ...

GUNTHARD Ja, sowieso.

FRITZ Ich mache da überhaupt keinen Hehl draus. Aber wir haben es dann auf viel mehr angewandt als die Mailänder selbst. Wir haben es auf die Psychosentherapie angewandt, als die Mailänder schon längst auf dem Fortbildungsstrich waren. Und: Ich hatte schon vorher eine enge Beziehung zu Paul Watzlawick. Er war für mich und meine professionelle Laufbahn derjenige, der das Leitparadigma geliefert hat. Aber als wir mit Psychosen arbeiteten, hat Paul Raucherentwöhnung gemacht. Wir haben das systemtheoretisch-konstruktivistische Paradigma konsequent in viel weiteren Kontexten verwendet als diejenigen, die es mal erfunden hatten. Und wir haben unterschiedliche theoretische Ansätze integriert: Niklas Luhmanns soziologische Systemtheorie und Heinz von Foersters Epistemologie, Paul Watzlawicks Kommunikationstheorie und Humberto Maturanas Autopoiesetheorie – um hier nur die damals lebenden Autoritäten zu nennen, die wir auch immer mal wieder in Heidelberg hatten und mit denen wir kooperiert haben. Aber was das Methodische betrifft, waren wir nicht die großartigen

Schöpfer. Unser Verdienst dürfte zu einem Teil – natürlich waren wir das nicht allein – darin bestehen, mutig genug gewesen zu sein, es in andere Kontexte zu bringen, wie später dann z. B. in Organisationen. Was ich mit Rudi Wimmer in Witten gemacht habe, ist auch ein Beispiel dafür: eine Systemtheorie des Familienunternehmens zu entwickeln. Das heißt, wir waren immer frei, das von anderen zu übernehmen, was uns sinnvoll erschien, und es dann in den Bereichen anzuwenden, die uns interessierten. Ein weiterer Grund, warum die Heidelberger Gruppe großen Einfluss hatte, dürfte unsere offensive Nutzung von Humor in einer eher zur Depression neigenden Community gewesen sein: Ich erinnere mich an die Nächte, die ich mit Gunthard verbracht habe, um die *Post aus der Werkstatt* zu schreiben, eine Kolumne in der *Familiendynamik,* in der therapeutische Fragestellungen humorvoll, teils auch satirisch bearbeitet wurden.[51] Gunther ist auch dafür bekannt, dass seine Seminare einen hohen Unterhaltungswert haben. Wir haben Humor in die Szene gebracht.

GUNTHARD Das glaub' ich auch.

FRITZ In der psychosozialen Szene, in der sich viele subdepressiv verhalten und sich fragen, ob sie nun lieber Therapeut oder Patient werden sollen, war das eine Revolution. Wir haben es geschafft, den vermeintlichen Gegensatz von Humor und Ernsthaftigkeit zu überwinden. Diese Entweder-oder-Unterscheidung haben wir aufgehoben. Und das, glaube ich, war etwas, was offenbar sehr attraktiv war.

GUNTHER Diese Respektlosigkeit, mit der wir an die Sachen herangegangen sind, die aber gleichzeitig respektvoll war. Das war ja auch eine gute Kombination.

FRITZ Ja.

GUNTHER Ich habe mit der Hypnosystemik auch immer wieder daran gearbeitet, die Konzepte zu erweitern und zu integrieren mit anderen kompatiblen, nützlichen Modellen, wie z. B. denen von Frank Farrelly, den ich damals nach Deutschland gebracht habe, oder auch mit solchen wie der Energetischen Psychologie von Fred Gallo, die ich nach Europa geholt habe, usw.

51 Simon, F. B. u. G. Weber (2004): Vom Navigieren beim Driften. »Post aus der Werkstatt« der systemischen Therapie. Heidelberg (Carl-Auer), 5. Aufl. 2017.

GUNTHARD *(nickt)*

GUNTHER Das haben sich die Leute ja sonst nicht getraut – im Gegenteil. Ich weiß gar nicht, ob man das heute noch so nachvollziehen kann. Ich habe es jedenfalls so erlebt, dass sich in den Anfangsjahren ganz viele Leute unglaublich bemüht haben, oberseriös, immer intellektuell, mit einem wahnsinnigen, komplex anmutenden, halbphilosophischen – aber halbgaren – Überbau rumzulaufen. Unser Ziel war immer, Theorie in konsequente, praktische Vorgehensweisen umzusetzen und zum Teil auch vollkommenes Neuland zu betreten. Das hat außer uns kaum jemand so gemacht. Das wussten und wollten wir auch.

Es ging dann auch so weit, dass wir versucht haben, die Gründung der Systemischen Gesellschaft nicht direkt zu blockieren, aber rauszuzögern. Aus genau den Befürchtungen, die sich heute leider bewahrheitet hat. Die Gefahr bestand nämlich, dass daraus eine immer mehr formalisierende, aus meiner Sicht dadurch auch etwas verkrustete Organisation mit viel Standardisierung wird. Und die hat – in dem Kampf, endlich von der Krankenkasse anerkannt zu werden – letztlich zentrale, wichtige Aspekte der systemischen Arbeit über Bord geworfen. Für mich ist das ein bisschen Prostitution, muss ich ehrlich sagen – aber gut, es ist halt so. Es hat sich dann aber auch herumgesprochen, dass wir als »die Heidelberger Gruppe« da eher eine Art Sonderposition einnahmen …

FRITZ … und keine Prüfung abgenommen haben. Wir haben unseren Weiterbildungsteilnehmern keine Beziehung angeboten, in der sie uns nachher beweisen müssen, dass sie das gelernt haben, was wir für richtig halten. Wir haben ihnen unsere Modelle und Methoden angeboten, und sie haben sie genommen oder nicht oder auch nur zum Teil. Wir haben immer nur Teilnahmebescheinigungen ausgestellt, die – nebenbei gesagt – in Österreich anerkannt wurden für die Weiterbildungszertifizierung, auch ohne Prüfung.

ANDREAS Gunthard, wie ist heute dein Blick auf das? Du hast mittlerweile mit der Szene abgeschossen. Und du hast sie vorher verkrustet genannt.

GUNTHARD Ich habe mich in den letzten 15 Jahren vor allem im Bereich der Aufstellungsarbeit bewegt. – Berufsverbände neigen m. E. nach einer längeren Zeit zu Formalisierungen und Verkrustungen.

Vor ein paar Jahren fand in Wiesloch eine Mitgliederversammlung der Systemischen Gesellschaft statt, an der ich teilgenommen habe. Sie dauerte *fünf* Stunden, und es ging ausschließlich um Einzelheiten von Curricula, um Honorare, Zulassungskriterien. Es gab keine einzige inhaltliche Diskussion. Das war für mich unerträglich. So hatte ich mir die SG bei der Gründung nicht vorgestellt.

Andreas Du hast ja auch mit Therapeuten zu tun – oder nur mit Organisationen?

Gunthard Ja, schon. Ich war lange auch im Weiterbildungsbereich parallel in beiden Bereichen tätig, und es gibt seit 2004 die Deutsche Gesellschaft für Systemaufstellungen (DGfS), die ich mitinitiiert habe. Aber die will und kann ich hier nicht vergleichen mit der Systemischen Gesellschaft.

Fritz Ich habe bei einer der Jahrestagungen der Systemischen Gesellschaft mal einen Vortrag gehalten über den Zweck einer Fachgesellschaft. Sie dient dazu, Innovation zu verhindern und den gegebenen Status quo zu sichern. Das meinte ich ganz ernsthaft. Denn es geht darum, Standards zu sichern, damit der Endkunde dem Verfahren der Zertifizierung trauen kann und weiß, was er vom Besitzer eines Zertifikats erwarten kann. Es geht dabei um die Sicherung etablierten Wissens und Könnens. Von einer Fachgesellschaft Innovation zu erwarten ist gaga! Dafür sind Universitäten da und Forschungseinrichtungen. Fachgesellschaften müssen Zäune errichten, um zu gewährleisten, dass diejenigen, die nicht bestimmte normativen Standards erfüllen, draußen bleiben. Und deswegen sitzen auf den Funktionärsposten auch eher Leute, die Freude daran haben, den Zaun zu bewachen und ihren Garten vor Fremden, d.h. vor Leuten, die sie für Scharlatane halten, zu beschützen.

Gunthard Das hast du prima beschrieben. So erlebe ich es auch.

Institutionen zwischen Orthodoxie und Kreativität

Der Zweck von Fachgesellschaften ist es, Orthodoxie zu sichern und Ein- bzw. Ausgrenzungsmarkierungen von Teilnehmenden zu schaffen. Sie sollen eine Vertrauensgrundlage für Endkunden herstellen. Innovation braucht dagegen unabhängige Institutionen und Organisationen, wie Universitäten, Forschungseinrichtungen etc.

Der Einzug des Mainstreams in die Psychotherapie

GUNTHARD In den 70er und auch in den 80er-Jahren ging es in den Weiterbildungen noch so lebendig zu wie in unseren Psychiatriekursen. Da sind viele Oberärzte und Chefärzte in unsere Kurse gekommen, weil es da noch spannend war und ungewöhnliche und neue Konzepte vermittelt wurden. In der Aufstellungsarbeit von Bert Hellinger war es genauso. Seit einigen Jahren sehe ich kaum noch neue, innovative Ansätze. Vielleicht bin ich aber auch nur nicht mehr so neugierig und aufmerksam.

Die DGfS hat jetzt 8.000 oder über 8.000 Mitglieder, ist also im Mainstream etabliert und damit – jedenfalls für mich – auch langweiliger oder jedenfalls uninteressanter geworden. Sie ist inzwischen die größte Gesellschaft im psychotherapeutischen Bereich. Da ist also irgendwas gesättigt worden, und ich dachte immer: Wo sind jetzt die nächsten neuen Ideen?

GUNTHER Mir geht es auch so. Ich finde, es ist wie Fritz das beschrieben hat: diese Innovationsverhinderung. Aber das ist genau das, was bei uns andersrum war. Was wir von vorneherein auch immer weitertreiben wollten und warum wir zum Beispiel nicht so begeistert waren von der Etablierung der Systemischen Gesellschaft. Wir hatten das ja bei den psychoanalytischen Gesellschaften gesehen und bei allen möglichen anderen Gesellschaften auch. Es ist eigentlich immer das Gleiche, was sich dann ergibt: Nach einer Aufbruchs- und Innovationsphase beginnt die Verwaltungsphase und zum Schluss die Kontroll- und Ausgrenzungsphase. Dann wird es immer rigider. Ich habe übrigens gerade einen Vortrag gehalten auf der Jahrestagung der DGSF. Da wurde mir schon im Vorgespräch deutlich: Die kriegen in Zukunft jede Menge Probleme über die Kassenfinanzierung und über die Approbationsausbildungen. Ein großer Teil der Mitglieder sind eben nicht approbierte Psychologen oder Ärztinnen. Aber das sind die, die jetzt wieder bevorzugt werden – gut, noch ein paar andere, etwa die Kinder- und Jugendtherapeuten. Die meisten anderen – Sozialarbeiter und so weiter, Herwig-Lempp und all diese Leute – werden jetzt praktisch Mitglieder zweiter Klasse. Das wird noch Schwierigkeiten geben. Das sind solche typischen, selbst herbeigeführten Schwierigkeiten, die man sich im Sinne des Blicks auf systemische Auswirkungen – gerade unter Systemikern – vorher besser hätte überlegen sollen. Das ist auch ein Ausdruck dieses Verkaufs und der Verwaltung von Ideen.

GUNTHARD Das war auch unser Vorteil, dass wir multiprofessionelle Ausbildungen gemacht haben.

FRITZ Ich glaube, das gilt aber generell. Das war bei der Psychoanalyse auch so. Wenn ich an meine psychoanalytische Ausbildung denke: Die intelligentesten und interessantesten Dozenten waren Soziologen und Theologen, die dann eben auch noch Psychoanalytiker waren, nicht die Ärzte und nicht die Psychologen. Aber es lässt sich nicht vermeiden, wenn man Geld von staatlichen Stellen oder Krankenkassen haben will, dass man Standards festlegen muss.

GUNTHER Klar.

FRITZ Deswegen muss man daneben Institute aufbauen, die nicht ihr Geld damit verdienen wollen, sondern inhaltlich wie finanziell frei sind. Und das war es, was wir in Heidelberg tun konnten. Individuell hatten wir alle unsere Legitimationen schon erworben. Wir besaßen alle Orden und Ehrenzeichen. Keiner musste mehr Facharzt werden. Und deswegen konnten wir das tun, was uns interessierte. Denn zur Not hätten wir immer noch irgendwo eine Praxis aufmachen können. Deswegen war es auch so reizvoll, sich in diese neuen, unerforschten Gebiete hineinzubegeben. Ich persönlich habe kein sonderlich großes Sendungsbewusstsein gehabt und wollte nie jemanden missionieren, aber ich wollte alte Modelle infrage stellen.

GUNTHER Sendungsbewusstsein in dieser Hinsicht, so habe ich es vorhin auch gemeint.

FRITZ Ja. Dieses biologische Modell der Psychiatrie fand ich schrecklich dumm. Ich habe ja lange in der Anstalts- und Unipsychiatrie gearbeitet. Was wir dort als Therapie definierten, Elektroschocks usw. – davon war unser Ansatz Welten entfernt und außerdem extrem spannend.

GUNTHER Leider sind E-Schocks mal wieder modern im Moment.

ANDREAS Das stimmt.

GUNTHER In der Milton Erickson Gesellschaft erlebe ich übrigens die gleiche Verkrustung. Mittlerweile gibt es auch da oft Prozesse, mit denen viele interessante Innovationen durch viele zögerliche Befürchtungsideen behindert werden, und es wird viel Energie darauf verwendet zu diskutieren, wer zu den Curricula nicht zugelassen wird usw. Das ödet unglaublich an! Und es ist genau das Gegenteil von dem, was wir in der Aufbruchszeit getan haben. Wir haben immer versucht, die interessierten Leute anzusprechen und Weitere zu interessieren. Wir hatten viele Ausbildungsteilnehmer, die den üblichen formalen Kriterien nicht entsprachen. Die waren zum Teil wirklich viel kreativer und haben tolle, kompetente Weiterentwicklungen in ihren Bereichen daraus gemacht – Juristen, Lehrer, Philosophen, Theologen, alle möglichen Leute. Nicht nur die Ärzte und Psychologen. Heute verkommt, aus meiner Sicht, das Ganze ein bisschen in diese Richtung der formalisierten Bewahrung von Pfründen.

FRITZ Na ja, wir müssen aufpassen, dass wir als alte weiße Männer nicht nur die guten alten Zeiten preisen und damit den Ruf alter weißer Männer bestätigen, alles mieszumachen.

(ANDREAS *lacht.*)

GUNTHER Ja, klar *(lacht)*.

ANDREAS Es geht eigentlich immer darum, die Grundlagen zu lernen. Ich finde es spannend, dass momentan immer wieder neue Methoden auftauchen und alles sehr methoden- und technikorientiert ist. Ich versuche aber immer wieder, die Teilnehmer meiner Seminare auch für Systemtheorie zu begeistern, weil ich glaube, dass *die Theorie* kreativ machen kann und nicht die Methoden.

FRITZ Das ist ja das Schöne an einer guten Theorie, das heißt, das finde ich persönlich an der Systemtheorie so faszinierend: Sie ist so abstrakt, dass du fast jeden Inhalt damit bearbeiten kannst. Du bist daher nicht an irgendwelche speziellen Tools gebunden und angewiesen, weil du dir ganz neues Handwerkszeug ausdenken kannst, wenn die neue Situation es erfordert. Das ist der pragmatische Clou an dieser abstrakten Theorie.

Um Hellinger herum

GUNTHER Ich will noch einen anderen Aspekt ansprechen, und ich glaube, den gab es schon in der Heidelberger Gruppe. In unserem Viererteam spielte das noch keine Rolle. Aber als sich Gunthard plötzlich mehr in Richtung Hellinger orientiert hat, waren viele in unserer Gruppe völlig fassungslos. Das hat dann auch dazu geführt – das fand ich einen hervorragenden Schachzug von dir, Gunthard ... ich erinnere mich an eine Situation, in der du verärgert reagiert hast, als einige gesagt haben: »Gehst du wieder zum Pater Leppich der Psychotherapie?« Als Reaktion darauf sagte Gunthard: »So, das nenne ich jetzt extra ›systemische Therapie nach Hellinger‹.« Und das war natürlich …

GUNTHARD Ich bedaure das heute, denn …

GUNTHER Ja, klar, aber damals war das – so habe ich es erlebt – aus dem Affekt heraus, und es war ja eine hocherfolgreiche Intervention, weil das in der Ursprungsgruppe derart viel Ärger ausgelöst hat. Das fand ich klasse auf eine Art. Ich war damals wegen meinem Institut ein bisschen an die Peripherie gerückt und konnte die dadurch ausgelöste Dynamik in unserer Gruppe mit etwas Abstand und Gelassenheit beobachten. Was ich sagen will, ist: Nach all den Polarisierungen und Entwertungen, die dann folgten, haben wir drei wieder zusammen ein Symposium veranstaltet, speziell zum Thema Aufstellungen. Wir haben uns nicht auseinanderdividieren lassen im Sinne davon, dass man plötzlich nicht mehr miteinander redet oder so etwas. Das ist eine Qualität, die war schon in unserer Vierergruppe immer da.

GUNTHARD Das rechne ich euch auch hoch an. Dieses Seminar war von mir auch politisch gedacht. Ich wollte zeigen, dass auch Systemiker sich über die Aufstellungsarbeit auseinandersetzen können. Das war im Grunde genommen der Sinn dieses Seminares. Und auch des Buches darüber.[52] Sonst hätte ich das, glaub' ich, nicht gemacht.

GUNTHER Ja, das habe ich auch so verstanden. Aber der Geist darin war doch der: Wir sind in dem Moment mit unseren Beiträgen total unterschiedlich gewesen, aber trotzdem ist diese Art von wechselseitigem Respekt und Achtung, Neugier und Loyalität nicht kaputtgegangen.

FRITZ Für mich war es auch eine schwierige Position. Ich habe zwei Artikel mit Arnold Retzer in der *Psychologie Heute* geschrieben – wo wir versucht haben, Hellinger auseinanderzunehmen.[53] Und ich muss sagen, zu dem ersten Artikel hat Hellinger mir noch einen Dankesbrief geschrieben, weil er sich fair behandelt fühlte, weil wir ganz

52 Weber, G., F. B. Simon u. G. Schmidt (2005): Aufstellungsarbeit revisited. … nach Hellinger? Mit einem Metakommentar von Matthias Varga von Kibéd. Heidelberg (Carl-Auer), 3. Aufl. 2016.

53 Simon, F. B. u. A. Retzer (1995): Das Hellinger-Phänomen. *Psychologie Heute* 22 (6): 28–31; Simon, F. B. u. A. Retzer (1998): Bert Hellinger und die systemische Psychotherapie: Zwei Welten. *Psychologie Heute* 25 (7): 64–69.

sachlich geblieben waren. Der zweite war sicher genauso sachlich, da hat Hellinger nicht mehr geschrieben. Für mich war es wirklich schwierig, weil ich auch ein langes Interview – Sonntagnachmittag, Erstes Deutsches Fernsehen, sehr hellingerkritisch – gegeben habe. Und gleichzeitig war ich sein Verleger, wo Hellinger die höchsten Umsätze lieferte. Aber für mich war vollkommen klar: Auch wenn Gunthard jetzt vollkommen besoffen und auf Abwege geraten ist – die Beziehung ist dadurch nicht infrage gestellt. Für mich stand nie zur Debatte, Feindschaft zu entwickeln, auch wenn ich sachlich nicht nachvollziehen konnte, was er da machte.

GUNTHARD Das war schon eine schwierige Zeit für mich, auch im Heidelberger Team – da waren wir aber bereits in der IGST, das war nicht mehr das Team in der Mönchhofstraße. Ich habe da zunehmend versucht, das Konstruktivistische herauszuarbeiten. Mich hat das Ontologische an Hellinger, das Priesterhafte, ja selbst gestört, sodass ich versucht habe, es anders zu machen. Aber keiner von dem ganzen Team hat sich das mal bei mir angeschaut, außer Helm Stierlin. Mal zu sehen, einfach mal zu sehen: Was mache ich denn wirklich? Das war damals schon ... deshalb hast du recht, Gunther, dass ich mir dann gesagt habe: »Dann nehme ich das Systemische mit.« Aber diesen »Rachefeldzug« würde ich heute nicht mehr machen. Interessant ist, dass heute in der halben Welt mit dem systemischen Ansatz die Aufstellungsarbeit bezeichnet wird.

FRITZ Daran bist du schuld!

GUNTHER Ja, genau. Daran ist der Gunthard schuld, denn niemand wäre sonst auf die Idee gekommen, dieses Hellinger'sche Vorgehen systemisch zu nennen *(lacht)*.

FRITZ Ich war mit Hellinger auf einem Panel auf dem Weltkongress für Psychotherapie in Wien, den Alfred Pritz organisiert hatte. Pritz hat die Diskussion zwischen Hellinger und mir geleitet, und da hat Hellinger ganz klar gesagt: »Ich habe das nie systemisch genannt. Das war Gunthard Weber.«

GUNTHER Der Bert hat ja gewarnt vor den Systemikern – manchmal *(lacht)*.

GUNTHARD Jaja, und vor den Konstruktivisten noch mehr *(lacht)*.

FRITZ Was ich noch interessant finde, ist: Wir haben ja nur ein paar Jahre zusammengearbeitet und diese spannende Zeit gehabt. Und dann ist jeder seinen Weg gegangen und hat interessante Sachen gemacht. Die waren ja auch nicht banal. Gunthard hat mit seinen Aufstellungen vom Amazonas bis Kamtschatka die Welt beglückt. Gunther hat eine hypnosystemische Klinik gegründet und gebaut.[54] Ich habe in Witten mit Rudi Wimmer ein bis dahin im deutschsprachigen akademischen Bereich nicht zu findendes *Institut für Familienunternehmen* aufgebaut.[55] Allesamt waren wir an der Einführung der Psychotherapie in China beteiligt, usw. Wir sind alle drei dabeigeblieben, Neues auf die Beine zu stellen, statt eingefahrene Wege zu beschreiten und uns in gemachte Betten zu legen. Soll heißen, wir sind nicht in vorgefertigte Institutionen eingestiegen. Wobei ich sagen muss, dass ich zwar gern Neues beginne, aber ich brauche immer andere Leute, mit denen ich das mache, die mitspielen. Sonst habe ich keine Freude dran. Das hat, finde ich, auch etwas mit unseren Erfahrungen in der Gruppe zu tun – zumindest für mich.

GUNTHER Für mich auch. Ganz sicher.

Helm Stierlins Tod

ANDREAS Wie sehr hat der Tod von Helm Stierlin euren Blick auf die Heidelberger Gruppe verändert? Für mich rückte es das ganze Projekt in ein anderes Licht. Als ich Fritz in Berlin traf, habe ich ihn noch gefragt: »Fritz, wie schaut es aus, sollen wir nicht eventuell noch Helm mit einbeziehen?« Ja, und da war er am Tag vorher gestorben. Das war für mich schon ein ziemlicher Wandel in der Wahrnehmung dieses Projekts.

FRITZ Eine der Paradoxien: Durch seinen Tod ist er für dich lebendig geworden.

ANDREAS Ja, wirklich! Das hat mich enorm beschäftigt, und ich habe mir dann sofort seine Biografie[56] gekauft und habe mich ganz anders mit seinem Leben auseinandergesetzt.

---

54 Das sysTelios Gesundheitszentrum Siedelsbrunn.
55 WIFU – Wittener Institut für Familienunternehmen.
56 Reitz, M. (2014): Helm Stierlin – Zeitzeuge und Pionier der systemischen Therapie. Heidelberg (Carl-Auer).

FRITZ Man kann es nur wiederholen: Ohne Helm hätte es diese Gruppe nicht gegeben.

GUNTHARD Richtig.

FRITZ Wir hätten uns gegenseitig nie ausgesucht, würde ich mal behaupten.

GUNTHARD Nein, bestimmt nicht.

FRITZ Und trotzdem haben wir, obwohl wir jetzt schon lange Jahre nicht mehr zusammenarbeiten, immer noch eine freundschaftliche Beziehung zueinander. Ohne Helm wäre das sicherlich nie zustande gekommen. Das, finde ich, ist noch mal ganz deutlich zu sagen. Aber ab dann war Helms Rolle nicht mehr so wichtig.

GUNTHARD Richtig.

FRITZ Er hat uns seinen institutionellen Rahmen zur Verfügung gestellt, ohne den das Ganze nicht passiert wäre. Denn ich erinnere mich, dass wir später noch einmal ein Projekt starten wollten, aber da waren wir schon in der Praxis, und es gab für jeden von uns wichtigere Termine. Der Rahmen der Organisation war wichtig. Man bekam sein Geld und musste nicht auf dem freien Markt – also mit Therapien – seinen Unterhalt verdienen. Wir konnten in einer Luxussituation mit einer Familie zu viert zwei Stunden lang und mit noch mal einer Stunde Nachbesprechung arbeiten. Niemand fragte nach Geld, die Familie hat einen Krankenschein mitgebracht, und die Uni hat dafür wie für eine reguläre Sitzung in der Ambulanz ein paar Mark bekommen. Diese Luxussituation ist natürlich unvergleichlich, ein subventioniertes Forschungssetting. Das alles war Helm zu verdanken. Inhaltlich hat er nicht mehr viel beigetragen, aus meiner Sicht. Ich weiß nicht, wie ihr das seht. Aber es ist klar: Ohne ihn hätte das alles nicht stattgefunden.

GUNTHARD Sehe ich genauso. Und zu deiner Frage: Für mich hat Helms Tod die Sicht auf unsere Gruppe nicht wesentlich verändert.

FRITZ Ja, überhaupt nicht.

ANDREAS Hat das bei euch andere Denkprozesse angeregt?

FRITZ Nein, aber wir hatten ja auch immer Kontakt. Helm hatte die nette Angewohnheit, dass er alle fünf Jahre ein großes Geburtstagsfest veranstaltete, wo er alle möglichen Leute eingeladen hat, die er kannte und die wichtig waren.

Gunther Wir sind fast jährlich zu seinem Geburtstag zusammengekommen. Also, die, die noch hier waren, als du in Berlin warst.

Fritz Es ist nicht so, dass wir jetzt plötzlich in eine Zeitmaschine gestiegen wären und neu über unsere Beziehung zu Helm nachgedacht hätten.

Gunther Ich würde schon sagen, es hat – wie Gunthard und Fritz ja schon gesagt haben – im Blick auf die Gruppe nichts wesentlich verändert. Aber es hat Dinge, die sowieso schon da waren, noch mal ein wenig geschärft.

Helm war ein wichtiger Teil der Gruppe, ohne Zweifel, aber er hat keine führende Rolle gehabt. Gleichzeitig war es aber trotzdem so, dass er eben ein weltberühmter, renommierter Vertreter der Familientherapie war – und nicht ohne Grund. Er hatte ein unglaubliches Wissen, und das war – auch wenn da nicht groß drüber geredet wurde – mit eine tragende, rahmende Basis, die uns allen geholfen hat. Das ist mir durch seinen Tod wieder ins Bewusstsein gerückt. Es war immer da, aber so richtig scharf ins Bewusstsein gekommen ist es jetzt noch mal.

Und auch der Aspekt, den wir in den Würdigungen auf der Beerdigung – im Grunde genommen alle drei – eingebracht haben: Ich versuche das heute in meiner Führungsrolle in der sysTelios Klinik auch so zu machen. Damals war das ja eine völlig andere Zeit, und es gab überhaupt *niemanden*, den ich je kennengelernt hatte, der nur annähernd eine solche Art gelebt hat, andere zu fördern und gleichzeitig zu fordern. Also zu fordern einfach dadurch, dass er viel gemacht hat und viel von einem erwartet hat – nicht durch Druck, sondern durch einen ermutigenden, fördernden Forderdruck. Und der dabei aber gleichzeitig sich selbst bereitwillig zur Disposition gestellt hat.

Das war eigentlich mit die Aufgabe, die er uns gestellt hat – so habe ich es verstanden. Und ich denke, es war für uns alle so, dass wir seine Konzepte auch immer wieder kritisch beleuchten, infrage stellen und unbedingt weiterentwickeln konnten. Seine Konzepte waren z. B. die der Delegationen, Familienkonzepte, Bindungen, Ausstoßung, bezogene Individuation usw. Die waren ja enorm bekannt und einflussreich. Noch fünf oder zehn Jahre, nachdem wir die *IGST* gegründet hatten, sind manchmal 30 Prozent der Leute in unsere Sommerkurse gekommen und haben erwartet, dass wir jetzt über Bindungen, Ausstoßung und Delegation reden. Die haben es gar nicht mitbekommen, dass wir inzwischen in unserer Entwicklung ganz woanders waren – und Helm hat gezielt von uns erwartet, dass wir diese Konzepte transformieren. Diese Größe zu haben finde ich eine unglaubliche Leistung, die kann man gar nicht quantifizieren. Das ist von der Haltung her etwas, dafür habe ich eine lebenslange Dankbarkeit und riesigen Respekt vor ihm. Das war ein so gar nicht immer kommentierter, sondern eher wie selbstverständlich hingenommener Rahmen, der für uns eine riesige Hilfe war. Wo gibt es denn so was heute noch?

FRITZ Er hat uns natürlich dadurch, dass er wirklich alle Leute kannte, die weltweit in unserem Feld wichtig waren, und von allen auch anerkannt war, einen unheimlichen Reputationstransfer verschafft.

GUNTHER Genau.

FRITZ Wir waren bei Stierlin. Das heißt aber auch, dass alles, was wir machten, auf einmal Bedeutung bekam. Hätten wir das irgendwo in Posemuckel in einer Drei-Personen-Praxis gemacht, hätte sich kein Schwein drum gekümmert.

GUNTHARD Das stimmt.

GUNTHER Ja, das glaube ich auch. Ich bin danach eingeladen worden in die Schweiz, nach Österreich, was weiß ich, wo überall hin. Erst mal nicht nur wegen mir, sondern als Vertreter der Gruppe, in der Helm sozusagen die Gallionsfigur war. Insofern hat er uns allen unheimlich geholfen. Das war zwar immer klar, aber das ist für mich durch seinen Tod noch mal ins hellere Licht gerückt.

GUNTHARD Ja, da verdanken wir ihm viel. Allein, wenn man an der Abteilung war, musste man sich eigentlich um Klienten nicht mehr kümmern. Man hatte automatisch eine Warteliste.

Wir haben ja eine Weile auch darüber nachgedacht, ob wir eine Art Franchising machen wollten, dass das Heidelberger Institut das Zentrum ist und sozusagen »Metastasen« in unterschiedlichen Städten in Deutschland sät. Ich bin sehr froh – und dafür habe ich damals auch gekämpft –, dass wir kompetente Kolleginnen und Kollegen unterstützt haben, an unterschiedlichsten Stellen, neue Institute zu gründen. Nur dadurch, dass ich viele unterstützt hatte, habe ich hinterher bei der Systemischen Gesellschaft auch die Stimmen bekommen. Sonst hätten die das Wieslocher Institut nicht aufgenommen. Das waren alles die Leute, die Weiterbildungen bei mir gemacht hatten.

Und dann haben wir gesagt: »Mach du da ein Institut, mach du im Saarland, mach du in München ein Institut, usw.« Das ist mir sehr wichtig, Leute zu fördern und anzuregen, ihr eigenes zu machen.

Fritz Wir haben das ja systematisch gemacht. Wir haben damals die IGST als Organisation gegründet und haben – relativ schlau, wie ich finde – gesagt: Wir nehmen niemanden auf. Sieben Leute brauchten wir, um einen Verein zu gründen. Den haben wir *Internationale Gesellschaft für systemische Therapie* genannt. Und ich weiß, dass sehr prominente Leute wie Peter Fürstenau Mitglied werden wollten, und wir haben es abgelehnt. Weil wir keine Vereinsmeierei haben wollten, wo wir uns in einer Hauptversammlung wählen oder bestätigen lassen müssen. Dann kam dieser Wunsch bzw. die Frage nach dem Franchising. Ich erinnere mich noch sehr genau an die Diskussion. Uns wurde relativ schnell klar: Wenn wir das machen und ein Hannoversches, Münchener, Saarländisches usw. IGST-Institut aufmachen lassen, dann sind wir zu zwei Sachen gezwungen, die wir eigentlich auf keinen Fall machen wollen: Wir müssen, damit sich das für uns lohnt, zum einen Kollegen ausbeuten, d. h. einen Gewinn abschöpfen. Und zweitens müssen wir diese Kollegen, wenn sie in unserem Namen auftreten, kontrollieren, denn sie haben dann ja gewissermaßen die Verfügungsgewalt über unser Image. Auf keines von beidem hatten wir große Lust.

Gunther Genau.

Fritz Deswegen haben wir uns dagegen entschieden und beschlossen: Wenn einer fragt: »Kann ich nicht eine Dependence der IGST eröffnen?«, sagen wir: »Mach dein eigenes Institut auf! Wir werden dich fördern und unterstützen, wir kommen auch zu dir und halten Workshops ab usw., aber mach deinen eigenen Laden auf!« Und ich glaube, das war eine ziemlich intelligente, zumindest emotional intelligente Entscheidung.

Gunthard *(nickt)*

Gunther Und die lohnt sich. Ich kann das so auch für mich sagen: Das habe ich auch immer weiter so praktiziert, erst mal im systemischen Feld, aber auch im Erickson'schen Feld. Das war eigentlich die Fortführung des Modells, das ich bei Helm erlebt habe oder was wir erlebt haben.

In der MEG gab es zum Beispiel die Diskussion, ob eine Regionalstelle der Milton Erickson Gesellschaft in Frankfurt eröffnet werden dürfe. Es gab aber in der MEG eine Regel, dass immer der, der örtlich am nächsten ist – und das wäre ich gewesen –, das ablehnen kann, weil er das als Konkurrenz ansehen könnte, oder er muss zustimmen, wenn es gemacht werden soll. Selbstverständlich habe ich sofort zugestimmt und das noch unterstützt, denn meine Erfahrung war immer, dass das eher wechselseitige Belebung bringen kann. Wenn ich eine Begrenzungs- und Verrechnungslogikpolitik betreibe, gibt es Nullsummenspiele und letztlich nur Verlierer. Auch die vermeintlichen Gewinner verlieren letztlich mehr, als sie gewinnen können. Und das wirkt sich absolut gegen jede Kreativität aus. So habe ich das immer versucht, zum Beispiel auch bei Gründungen von Instituten in Wien.

Und jetzt? Liegt die Zukunft der Heidelberger Gruppe auf La Gomera?

Andreas Wenn wir jetzt den Blick vom Vergangenen über die Gegenwart hin zur Zukunft lenken: Was sind eure Ausblicke für die nächsten Jahre? Gibt es noch Sendungsbewusstsein in irgendeine Richtung?

Fritz Also, ich würde für mich klar sagen, ich hatte nie ein Sendungsbewusstsein. Ich habe immer meine bzw. unsere Ideen angeboten. Wer sie haben wollte, nahm sie. Ich glaube nicht an Mission, und die Rolle des Missionars liegt mir fern. Aus dem Therapiebereich habe ich mich nun schon seit etwa 20 Jahren zurückgezogen und beackere stattdessen den Organisations- und Managementbereich.

Aber auch da bin ich auf meine alten Tage sehr minimalistisch geworden. Mal ein paar Coachings hier und da. Ich kümmere mich als geschäftsführender Gesellschafter um den Carl-Auer Verlag. Und das scheint mir ziemlich sinnvoll, weil wir durch ihn einen Weg gefunden haben, Ideen zu streuen über den Face-to-face-Kontakt in Seminaren oder konkreten Beratungen oder Therapien hinaus. Was das systemische Feld angeht, mache ich mir wenig Sorgen, denn meines Erachtens sind systemische Ideen am intelligentesten. Und ich bin Optimist genug, um zu hoffen, dass Intelligenz sich durchsetzt.

Andreas Alles klar. Gunther?

Gunther Bei mir ist es in der Zwischenzeit ambivalenter geworden. Ich hatte, im Gegensatz zu Fritz, glaube ich, schon ein bisschen eine andere Form des Sendungsbewusstseins. Das hat sich aber deutlich gelegt. Ich freue mich natürlich, wenn jemand meine Ideen annimmt, aber ich mache es abhängig davon, ob es mir selbst stimmig erscheint. Dann bin ich in gewisser Weise emotional auch innerlich unabhängiger und kongruenter und muss niemanden zu etwas bringen. Das finde ich so was von öde, wenn man Leute zu was bringen will! Entweder es spricht sie was an, und dann ist es toll, und wenn nicht, dann war es das eben nicht für sie, und dann hat es keine ökologische Nische, und dann soll es auch aussterben. So ist es halt in der Evolution. Also bin ich ganz gelassen geworden in der Hinsicht.

Ich bin sowohl im Organisationsbereich als auch im therapeutischen Bereich noch ziemlich aktiv, weil ich das Gefühl habe, da ist noch so viel zu machen und es gibt noch so viele Prozesse von Entwürdigung, z. B. was da teilweise mit Klienten gemacht wird. Das ist zwar sicher von vielen gut gemeint, aber trotzdem in der Wirkung zum Teil furchtbar. Da fühle ich mich immer noch aufgerufen, dass ich denke: Da muss ich was machen! Gleichzeitig gibt es aber auch eine Haltung, wie ich sie bei Gunthard schon sehe: »Ach Mann, geh doch den halben Winter Skifahren und sonst auf La Palma und spiel Boule oder so was! Du musst nicht immer wieder meinen, dass gerade *du* da jetzt etwas machen müsstest.« Es gibt ja auch schon viele andere Leute, die gute Initiativen gestalten. Also, da bin ich deutlich anders geworden in meiner Haltung.

FRITZ La Palma, da ist doch 2021 ein Vulkan ausgebrochen? Wenn das nicht ein beeindruckendes Symbol für freigesetzte Energie ist!

GUNTHER Ja, aber wir gehen nach La Gomera. Leider geht Gunthard nicht mit, das ist ja so schade, aber …

GUNTHARD Natürlich gehe ich noch mal mit!

GUNTHER Toll, Mann! Ich spiele da auch Boule, Gunthard. Du weißt ja …

GUNTHARD Ja, ich weiß.

FRITZ Uns fragt wieder keiner. Ist ja interessant *(lacht)*.

GUNTHER Das wär' doch super! Aber ich bin schon auch noch sehr aktiv in der sysTelios Klinik. Das läuft schon sehr gut dort, aber es steckt auch viel weiterer Entwicklungsbedarf in einer solchen Organisation.

Selbstorganisationsprozesse erfordern viel mehr Organisation, weil es immer auch Leute gibt, die Selbstorganisation so verstehen: »Ach, gut, dann kann ich irgendwie so mitschwimmen und profitiere von was, ohne dass ich mich groß engagieren muss.« Das ist der Tod einer guten Selbstorganisationsorganisation. Dieses Spannungsfeld, das interessiert mich schon noch.

GUNTHARD Ich habe, besonders zuletzt in der Aufstellungsarbeit, viel für Organisationen und ihre Entwicklung gemacht. Ich hatte immer Ziele, was ich wo erreichen wollte und wo ich gerne etwas anregen wollte. Und vieles von dem habe ich auch erreicht. Die DGfS funktioniert jetzt ganz gut, ich habe das Gefühl, dass nicht alle Blütenträume gereift sind, aber das meiste, was ich machen wollte, habe ich ganz gut angeregt. Und jetzt ziehe ich mich zurück, und dann darf man mich vergessen.

FRITZ An seinem Vergessen zu arbeiten ist eh eine ziemlich schlaue Sache, weil man dann an etwas arbeitet, was sowieso passiert.

GUNTHER Seine berühmte Bescheidenheit! Seine Bescheidenheit ist seine größte Zier *(lacht)*.

GUNTHARD Jaja *(lacht)*.

FRITZ Meine Demut ist mein ganzer Stolz *(lacht)*. Aber ich glaube, da besteht noch mal ein Unterschied, Gunthard, zwischen uns. Du hast dir immer Ziele gesetzt, während ich immer dem Motto gefolgt bin: »Wer nicht weiß, wo er hinwill, kann sich nicht verlaufen.« Und das hat mich in ganz interessante Gegenden geführt. Mit den Zielen war das bei mir nie so ein Ding, denn da hätte ich mich ja entscheiden und festlegen müssen.

GUNTHARD Es gibt einen schönen Spruch von Lao Tse, der hat mich schon die ganzen letzten Jahre begleitet. Der heißt so ungefähr: »Hervorbringen und doch nicht in Besitz nehmen. Wirken und sich doch keinen Verdienst anrechnen. Das Werk tun und es dann vergessen. So wird es von Dauer sein.«

GUNTHER Ah! Ja, sehr gut!

FRITZ Ja, das ist eine sehr weise Haltung, denn selbst dann, wenn man es in Besitz nimmt, bleibt es nicht im Besitz. Und wenn man es sich anrechnet, wird es vergessen.

GUNTHARD Das stimmt.

ANDREAS Ich habe gelernt: Die Zukunft der Heidelberger Gruppe liegt im Boulespielen auf La Gomera.

GUNTHER Eine verheißungsvolle Variante, ja.

GUNTHARD Das wäre doch interessant ...

Epilog

Vieles, was ich versucht habe, in diesem Buch abzubilden, hat mir schon vorher in schwierigen Situationen geholfen. Zunächst in der Entwicklung eines systemischen Verständnisses für Psychotherapie und psychologische Behandlung. Dann durch die Ausweitung des Verständnisses für die Bedeutung des Kontextbegriffs als Leitlinie für das Arbeiten in der freien Praxis bzw. den verschiedensten Institutionen.

Durch Beobachtungen und das Studium der Arbeit von Gunther Schmidt habe ich die Hypothese entwickelt, dass viele seiner Fähigkeiten auf der Kenntnis unterschiedlichster Rollen in unterschiedlichsten Kontexten beruhen. Viele meiner eigenen beruflichen Aktivitäten sowie meine Motivation, weiterhin an der Verbreitung systemischer und hypnosystemischer Ideen und Konzepte zu arbeiten, entstand in erster Linie aufgrund der Inspiration durch den »Heidelberger (hypno) systemischen Geist«.

Wie Fritz Simon erwähnt, ist das Buch in der vorliegenden Version seine Idee gewesen. Zu Beginn stand ich dieser Idee zwiegespalten gegenüber. Der ursprüngliche Plan war ein Interview mit ihm und Gunther Schmidt anlässlich eines von meinem Kollegen Stefan Wiesel und mir geplanten und dann leider covidbedingt verschobenen Seminars der beiden in Wien. Auf der einen Seite stand die Freude über diese einzigartige Möglichkeit, auf der anderen Seite standen einige bereits geplante Projekte, was zeitlich für mich viele Herausforderungen bedeutet hat. Letzten Endes war mir aber klar, dass ich diese Lernchance unbedingt ergreifen wollte. Hier war die Unterstützung von Christoph Guggenberger, einem erfahrenen Redakteur beim österreichischen Rundfunk von enormen Wert für mich.

Durch den Einbezug der Perspektive von Gunthard Weber und einige ergänzende Interviews hat sich mir ein neuer Blick auf die Heidelberger Gruppe und auf die Einzelpersonen eröffnet. Bis zu diesem Zeitpunkt war es vor allem der Zugang zu den einzelnen Protagonisten, der meine Aufmerksamkeit gefesselt hat. In meinen systemischen Lehrbüchern war zwar immer wieder die Rede von der Heidelberger Gruppe, aber letzten Endes waren die Kapitel im Vergleich zu solchen über die Mailänder Gruppe eher kurz gehalten.

2012 begann ich, mich mit dem hypnosystemischen Ansatz von Gunther Schmidt auseinanderzusetzen. Ich war seinen Ideen vom ersten Seminar an verfallen und beschäftige mich seither sehr intensiv mit seinem Konzept. Das hat dazu geführt, dass ich Fritz Simon für mich entdeckte. Zum einen sprach Gunther immer wieder sehr wertschätzend über die gemeinsame Zeit, zum anderen aber auch über ihre Konflikte und Diskussionen, was mich neugierig gemacht hat. Bei Fritz Simon finde ich seitdem immer wieder wichtige systemische Verbindungsstücke, die mir helfen, Hypnosystemik besser zu verstehen. Und oft sehe ich so große Ähnlichkeiten in ihren Aussagen, dass es mittlerweile naheliegend ist, ihre Zusammenarbeit als Grundlage für ihre Entwicklungen zu verstehen.

Gunthard Weber hat mir durch seine vielfältigen Anregungen und auch kritischen Feedbacks geholfen, einen Weg zu finden, dieses Buch zu schreiben. Von ihm habe ich die Idee übernommen, es als eine Art Kollage zu sehen. Das hat mir insofern geholfen, als ich mich nicht als Historiker sehe und auch keine journalistische Ausbildung habe. Ich wollte ein »konstruktivistisches« Buch schreiben, und die Leitidee der Kollage hat mir geholfen, mit den Interviews, die nach dem eigentlichen Hauptinterview entstanden sind, spielen zu können und sie für das Buch neu zu arrangieren. Mein Ziel war es, das Großartige im Werk dieser Persönlichkeiten des systemischen Feldes abzubilden, aber auch, dass Sie sich als Leserinnen und Leser ein möglichst wenig vorverdautes Bild von den Polaritäten und Polarisierungen machen können, die in den letzten Jahrzehnten von ihnen ausgegangen sind.

Was Gunthard Webers Person und sein Schaffen angeht, fürchte ich, bin ich dem Anspruch nicht gerecht geworden, seine Ansichten ähnlich abzulichten wie die von Fritz Simon und Gunther Schmidt. Dies ist in erster Linie den zur Verfügung stehenden Zeitressourcen geschuldet, und ich freue mich schon, mich auch mit Gunthard Webers Werk in Zukunft näher beschäftigen zu können. Dennoch haben seine Beiträge und seine E-Mails als Feedbacks zum Buch eine mindestens gleich große Bedeutung für mich wie die Beiträge seiner Kollegen. Auf sein Wirken für das Feld der systemischen Therapie über die Gründung von Instituten und Organisationen sowie die beispiellose Unterstützung zahlreicher Kolleginnen und Kollegen, die diese leiten und geleitet haben, möchte ich deswegen an dieser Stelle noch einmal ausdrücklich hinweisen.

Was ist nun das Paradigmatische an diesem Buch bzw. am Wirken der Heidelberger Gruppe? Diese Frage habe ich seit den ersten Gesprächen über die Buchidee permanent im Kopf. Ich kann zu diesem Zeitpunkt nur eine Arbeitshypothese anbieten: Für mich bedeutet der oben angesprochene »Heidelberger (hypno)systemische Geist« in erster Linie den Willen zur humorvoll-intelligenten und dabei menschlich zugewandten Auseinandersetzung mit Unterschieden, Ambivalenzen und Konflikten. Wenn ich sage, dass mich dieser Zugang in einigen persönlich schwierigen Lebensphasen »gerettet« hat, ist das keine Übertreibung. Danke dafür, und dass ihr mich bei diesem Projekt derart unterstützt habt!

An dieser Stelle geht mein Dank für ihre Unterstützung und Geduld auch an meine Familie, Freunde, und alle, die mir in irgendeiner Form zur Hand gegangen sind. Herzlichen Dank auch meiner Lektorin und dem Team des Carl-Auer Verlags!

Andreas Kollar

Über den Autor

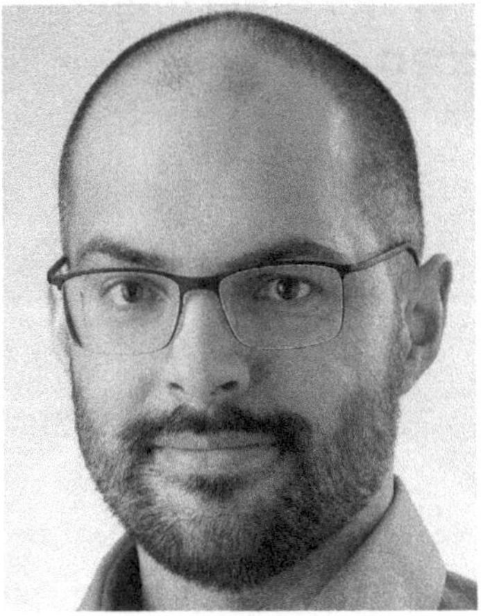

Andreas Kollar, Mag. rer. nat., Klinischer Psychologe, Gesundheitspsychologe und Sportpsychologe; Lehrtrainer für Klinische Hypnose, Brainspotting-Supervisor, Neurofeedback-Dozent; internationale Seminartätigkeit für unterschiedliche Berufsgruppen; (Mit-) Geschäftsführer der Kompetenzfokus GmbH. Arbeitsgebiete und Schwerpunkte: Klinisch-psychologische Behandlung im Einzel- und Gruppensetting, Teamsupervision, Coaching.